协和医生＋协和妈妈圈 干货分享

怀孕

有声版

马良坤 ——— 编著
北京协和医院妇产科主任医师、教授

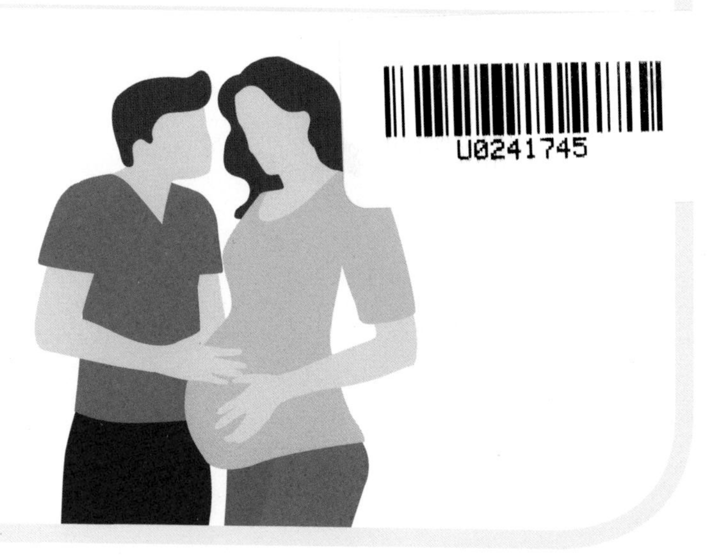

中国轻工业出版社

图书在版编目（CIP）数据

协和医生＋协和妈妈圈干货分享怀孕：有声版／马良坤编著. —北京：中国轻工业出版社，2025.3
ISBN 978-7-5184-3736-8

Ⅰ.①协… Ⅱ.①马… Ⅲ.①妊娠期—妇幼保健—基本知识 Ⅳ.①R715.3

中国版本图书馆CIP数据核字（2021）第229234号

责任编辑：付 佳　　责任终审：李建华　　设计制作：悦然生活
策划编辑：翟 燕 付 佳　　责任校对：朱燕春　　责任监印：张京华

出版发行：中国轻工业出版社（北京鲁谷东街5号，邮编：100040）
印　　刷：北京博海升彩色印刷有限公司
经　　销：各地新华书店
版　　次：2025年3月第1版第3次印刷
开　　本：710×1000　1/16　印张：12
字　　数：200千字
书　　号：ISBN 978-7-5184-3736-8　定价：49.80元
邮购电话：010-85119873
发行电话：010-85119832　010-85119912
网　　址：http://www.chlip.com.cn
Email：club@chlip.com.cn

250373S3C103ZBW

PREFACE 前言

怀孕，女性生命中最特殊的一段经历，兴奋、紧张，想拼尽全力给肚子里的胎宝宝最好的呵护。

有点畏首畏尾，生怕做得太多，又担心做得不够……

想确切知道“ta”长到多大了，什么时候有心跳，什么时候有胎动，什么时候有表情……

想了解该做哪些必要检查、什么时间做，怎样看待这些产检数据……

该补什么营养，什么时候运动，怎样做胎教……

如果你没有一个妇产科医生家人或亲朋，那么，很多疑问都很难在紧张短暂的产检中得到医生的全面解答。

想当个彻头彻尾的好妈妈，就从孕期开始补课吧！

这本书能给你切实、科学、准确的孕期指导，直击你孕期遇到的疑问，给你满满干货，同时还找了靠谱的过来人分享经验。

如果你觉得心里没底，就听听医生的；如果你想问问其他人都是怎么应对突发状况的，那就听听过来人的。

诚祝孕妈妈们，平平安安度过一个完美孕期！

目录 CONTENTS

扫一扫，
听全书完整音频

怀孕第1个月（孕0~4周）不知不觉你来了

PART 2

怀孕第 2 个月（孕 5~8 周）早孕反应来了

怀孕第 3 个月（孕 9~12 周）即将告别早孕反应，体重逐渐增加

怀孕第 4 个月（孕 13~16 周）步入平稳的孕中期

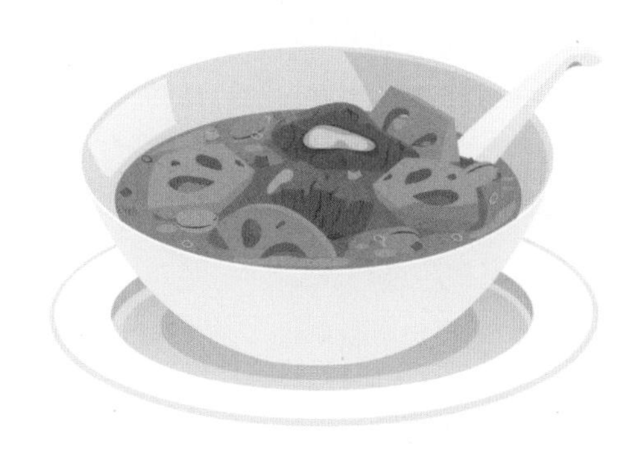

PART 5

怀孕第 5 个月（孕 17～20 周）胎动更明显，听听胎心音

怀孕第 6 个月（孕 21~24 周）大大的肚子看起来“孕味”十足

怀孕第 7 个月（孕 25~28 周）数胎动，做糖筛

怀孕第 8 个月（孕 29~32 周）
步入孕晚期

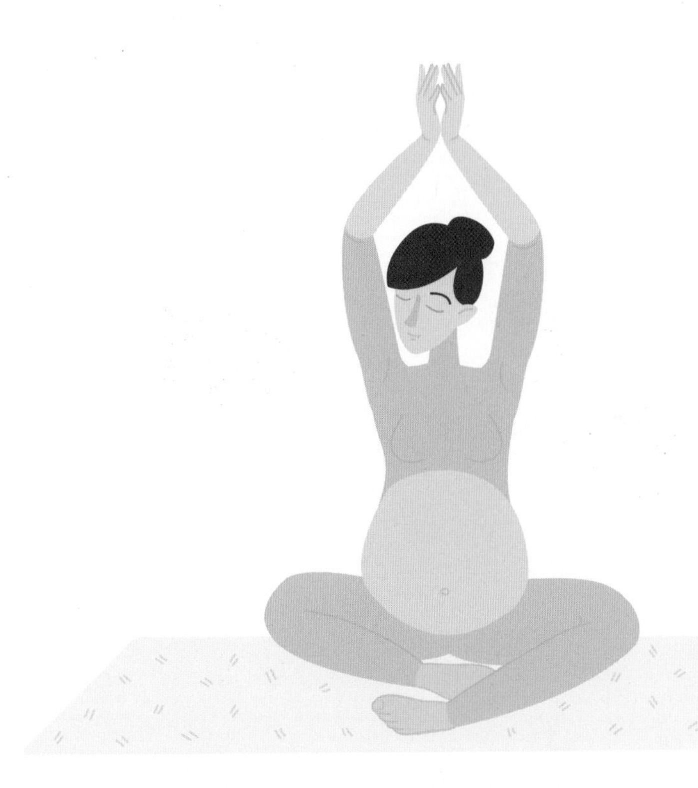

怀孕第9个月（孕33~36周）提前做好分娩准备

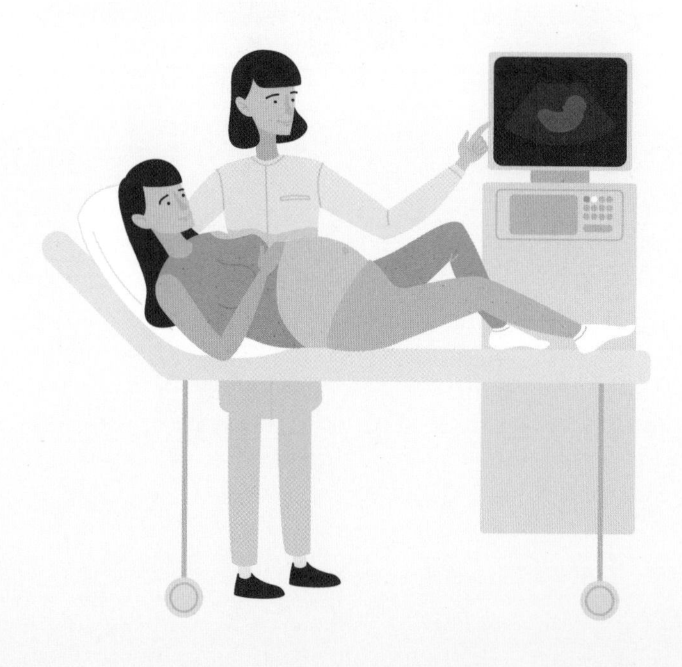

怀孕第 10 个月（孕 37~40 周）终于要和宝宝见面了

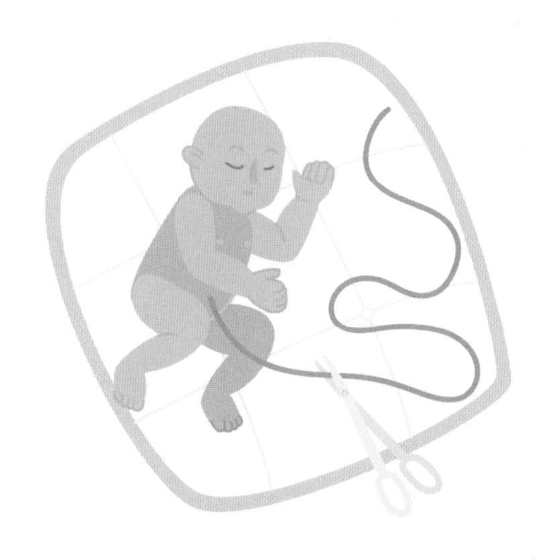

怀孕需要的条件你都有了吗

扫一扫，听音频

精子与卵子的相遇

怀孕的必备条件

男性的精子和女性的卵子结合的过程叫受精或受孕，这是怀孕的开始。精子和卵子相结合形成一个新的个体，这个新个体在子宫腔内着床、生长、发育的过程就是怀孕。

怀孕的4个条件

1. 睾丸能够产生足够数量形态和活力均正常的精子，精液能顺利输送精子。
2. 卵巢能产生正常的成熟卵细胞，并能分泌出正常水平的激素，而且输卵管畅通无阻。
3. 在女方排卵期前后，夫妻进行正常的性生活，精子能够进入女性生殖道与卵细胞顺利结合。
4. 健康的子宫和正常的子宫内膜，受精卵能着床和继续发育。

卵子排出

女性的排卵日在下次月经来潮前14天左右。卵子从卵巢排出后立即被输卵管伞部吸到输卵管内，并在输卵管壶腹部等待精子的到来，卵子只能生存1天左右。

夫妻同房时，男性每次排出的精子以亿计算，其中大部分精子随精液从阴道内排出，小部分精子依靠尾部的摆动前进，通过宫颈、子宫腔，到达输卵管壶腹部，在那里可生存1~3天，等待和卵子结合。

精子生成

精子是男性成熟的生殖细胞，形似蝌蚪、不停游动。夫妻同房时，男性一次射出的精液为 2~6 毫升，里面含有数亿个精子。

精子从阴道到达输卵管最快时间仅需数分钟，最迟 4 ~ 6 小时，一般 1~1.5 小时。精子在前进过程中，沿途要受到宫颈黏液的阻挡和子宫腔内白细胞的吞噬，最后到达输卵管的仅有数十至上百个。

其中只有一个强壮的精子能“拔得头筹”，其头颈部会向卵子的中心方向移动，慢慢接近卵子的细胞核，融合为受精卵。

受精卵的形成

卵子自卵巢排出后进入输卵管。此时夫妻同房，精子会在输卵管外侧三分一处与卵子相遇。只有一个强壮的精子能“捷足先登”，和卵子的细胞核融为一体，这时的卵子就被称为“受精卵”。

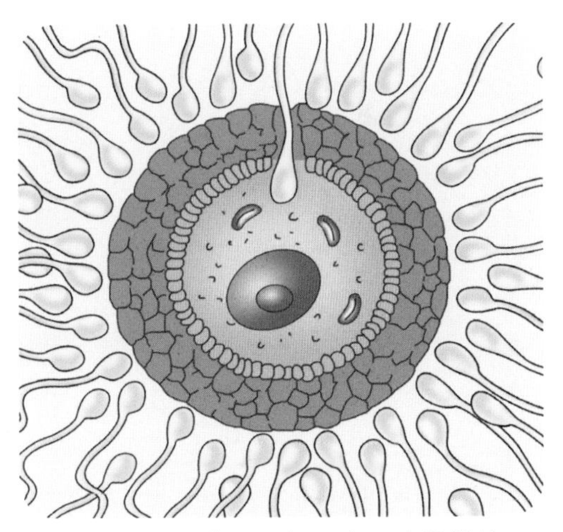

在千军万马中，一般只有一个强壮的精子能与卵子结合成受精卵

受精卵着床

受精卵依靠输卵管的蠕动和输卵管内部的细纤毛摆动，在 4~5 天后到达子宫腔内着床。当受精卵在子宫着床时你可能会有些感觉，就是轻微的出血现象。

形成胚胎

受精卵在运动过程中和着床后，细胞会不断分裂、变化，即 1 个变 2 个，2 个变 4 个，4 个变 8 个……最后就形成了胚胎。与此同时，子宫内膜也做好了一切准备，有疏松的温床和丰富的养料，准备迎接未来的胎宝宝，这就是受孕的过程。

胎宝宝 40 周成长轨迹

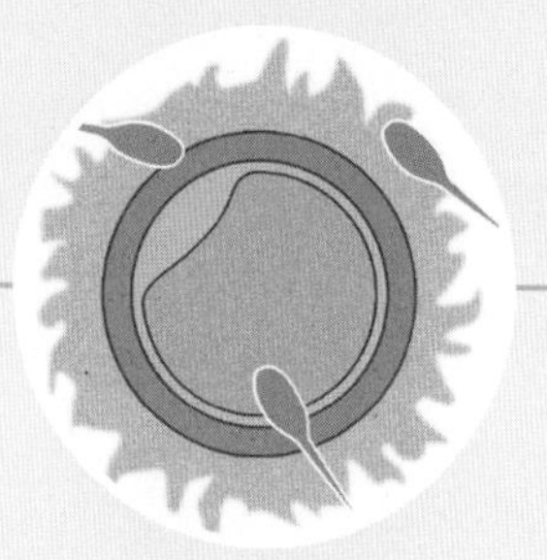

第 1~2 周
精卵结合期

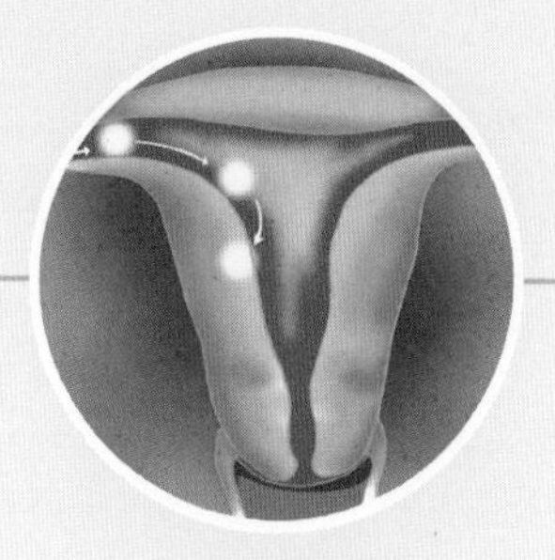

第 3 周
受精卵完成着床

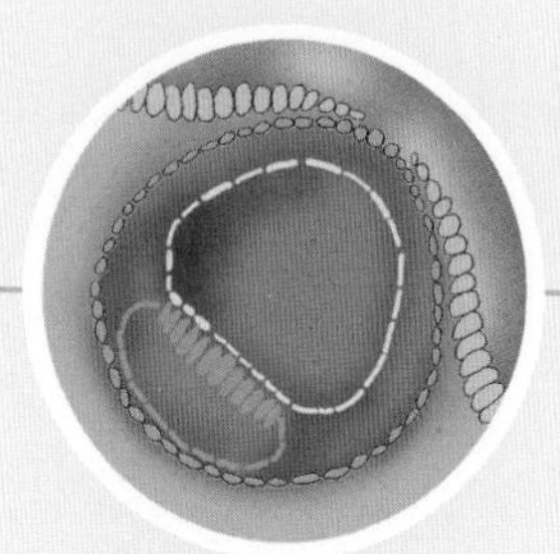

第 4 周
细胞开始分裂

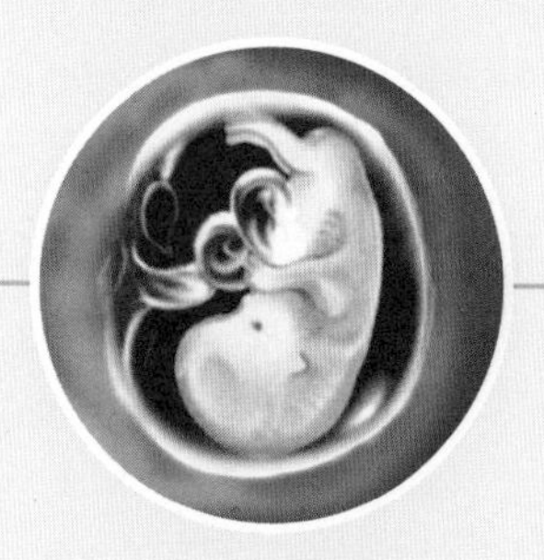

第 11 周
各器官继续发育，
胎盘清晰可见

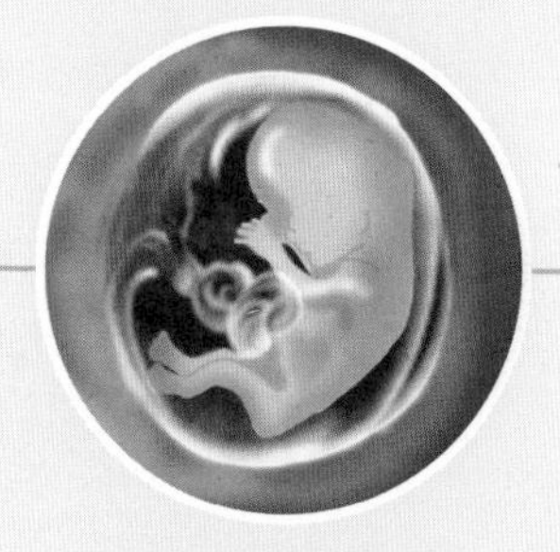

第 12 周
外生殖器清晰可辨，
四肢可活动

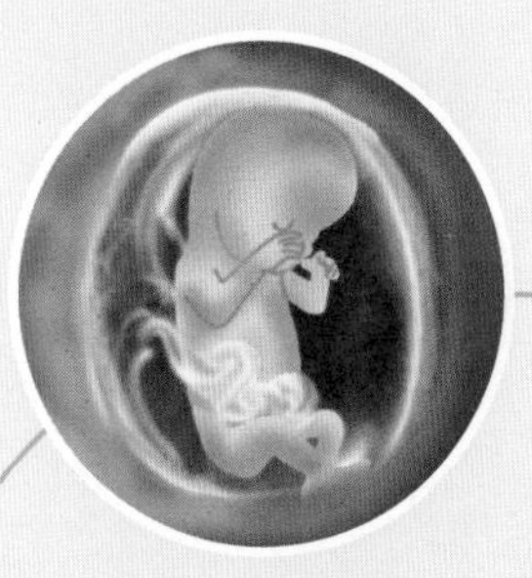

第 13 周
长出眼睛，
但眼睑紧紧闭合

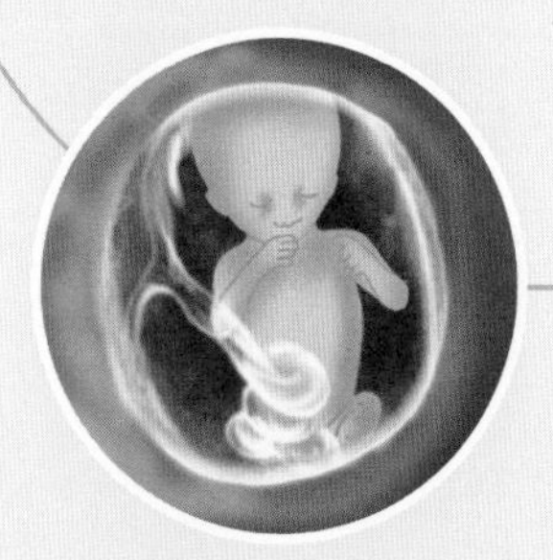

第 14 周
能皱眉、做鬼脸，
会吸吮自己的手指

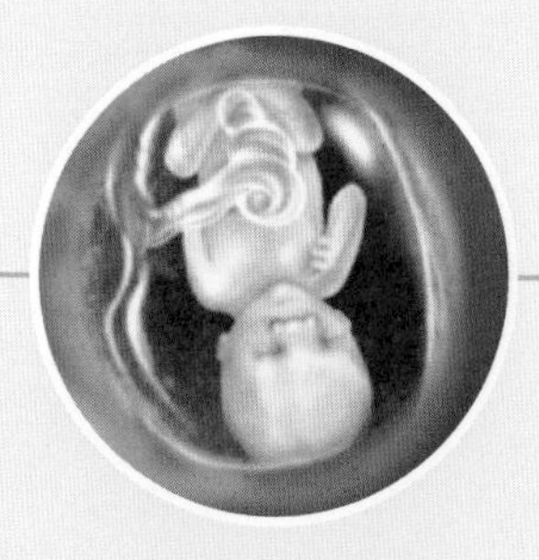

第 15 周
在羊水中练习呼吸

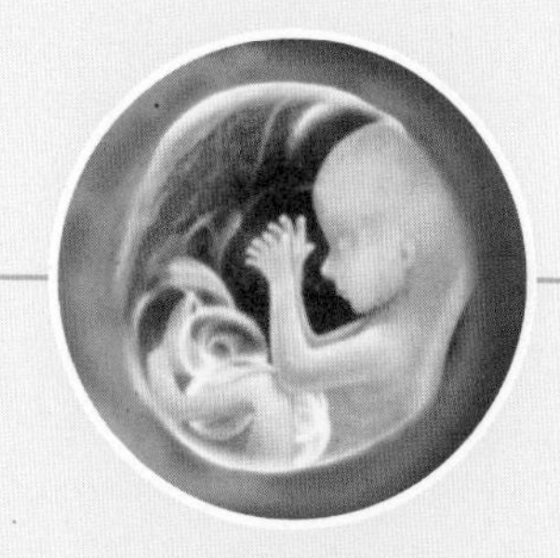

第 16 周
身长：16~18 厘米
体重：110~120 克
长出毛发，有呼吸运动

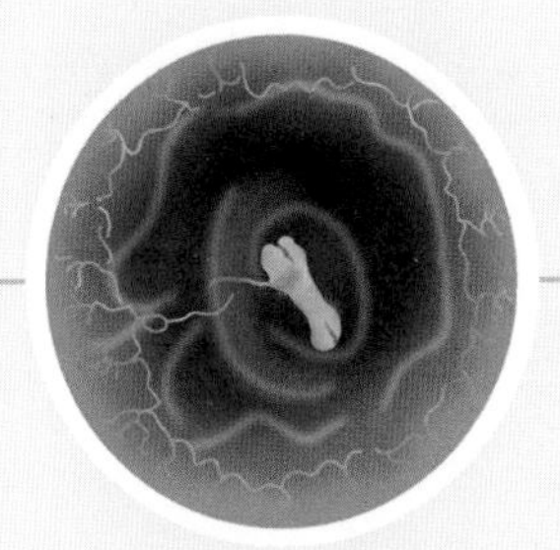

第5周
可见胎囊
（只在怀孕早期可见到）

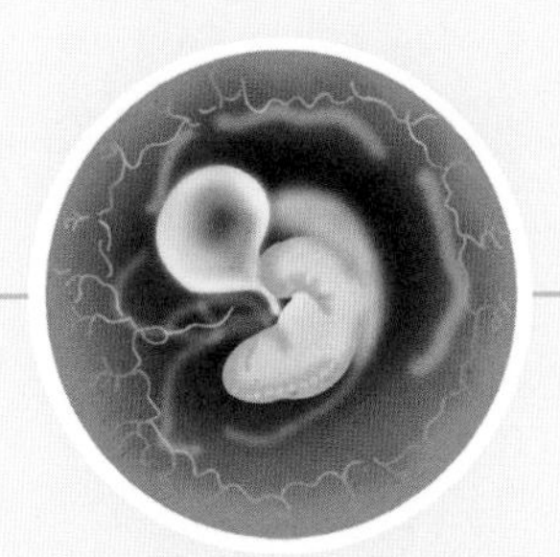

第6周
有胎芽和胎心跳

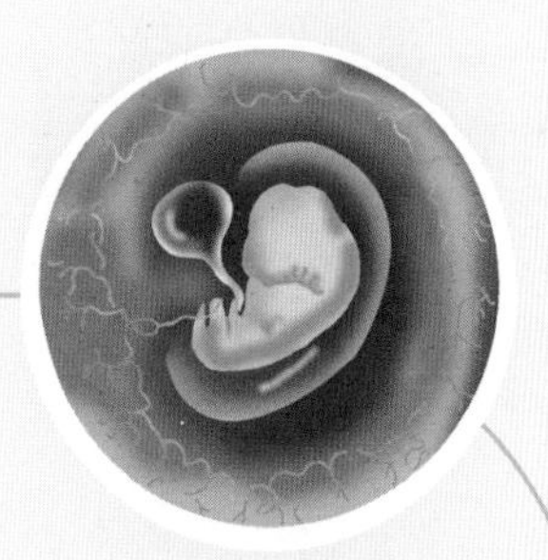

第7周
具有人的雏形

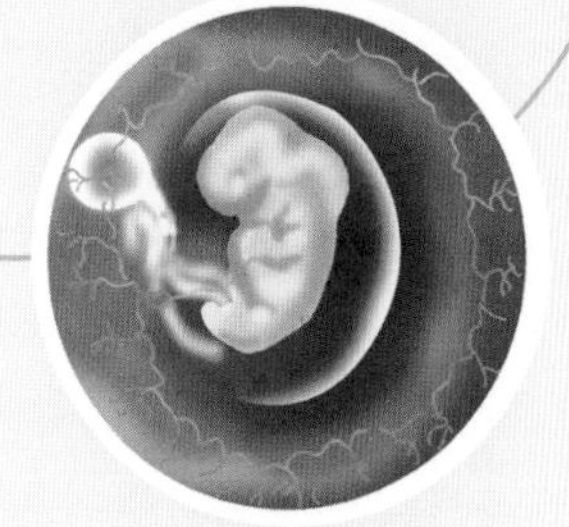

第8周
身长：约9厘米
体重：约20克
头、身体和四肢分化

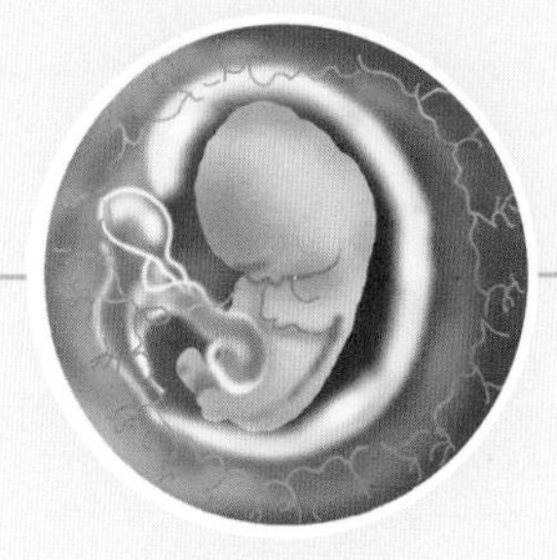

第9周
头大于体干，
胎盘发育

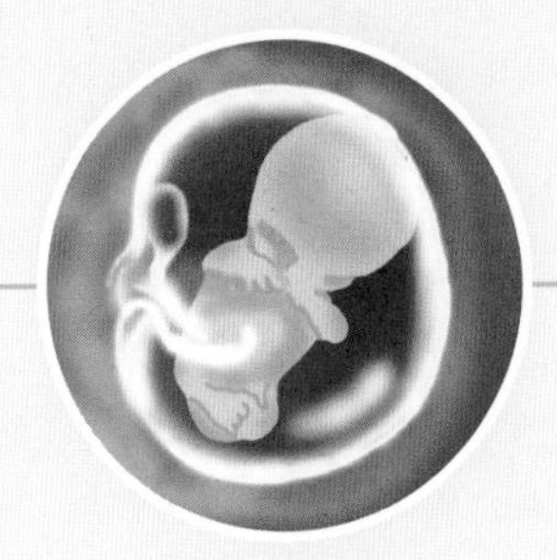

第10周
各器官形成

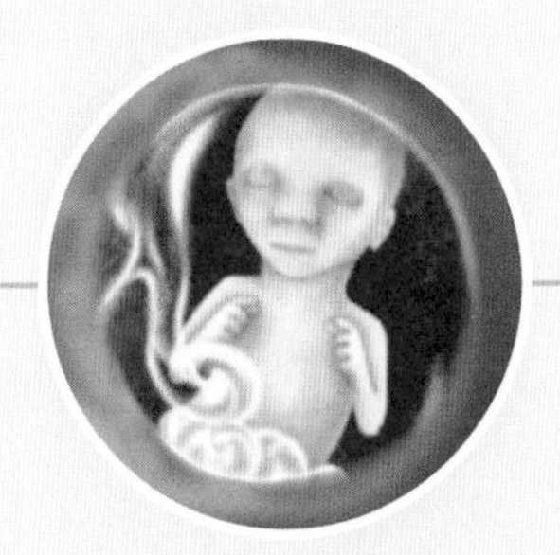

第17周
出现胎动

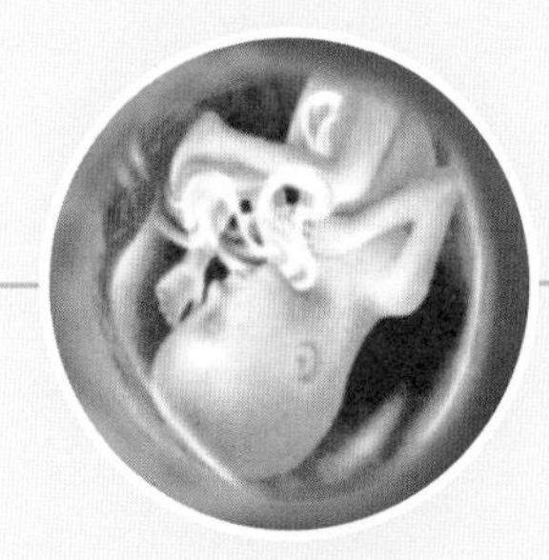

第18周
能听到声音了

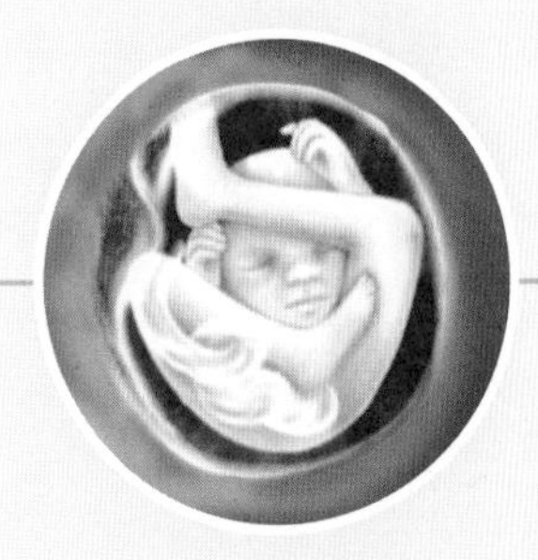

第19周
出现皮脂

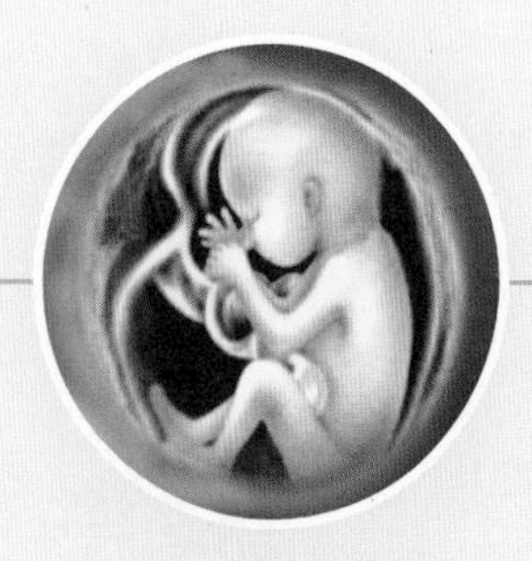

第 20 周
身长：约 25 厘米
体重：约 300 克
出现排尿，吞咽功能

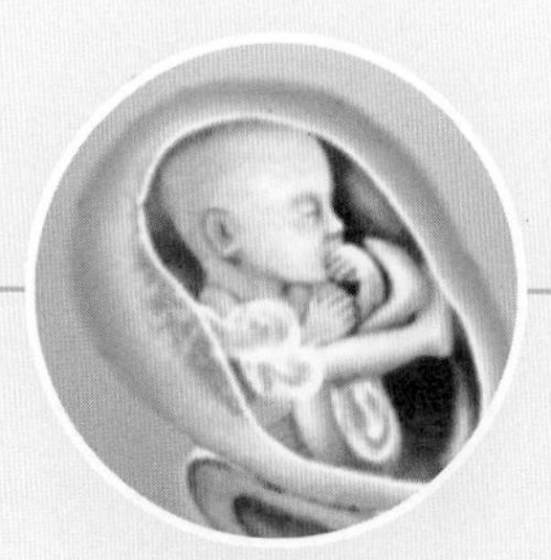

第 21 周
脑部出现海马沟

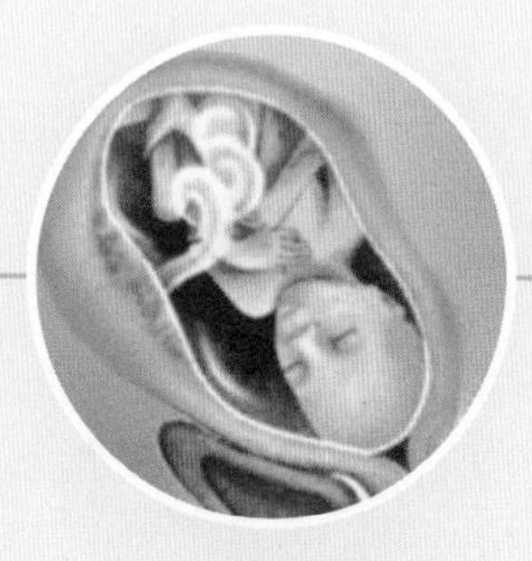

第 22 周
恒牙牙胚逐渐发育

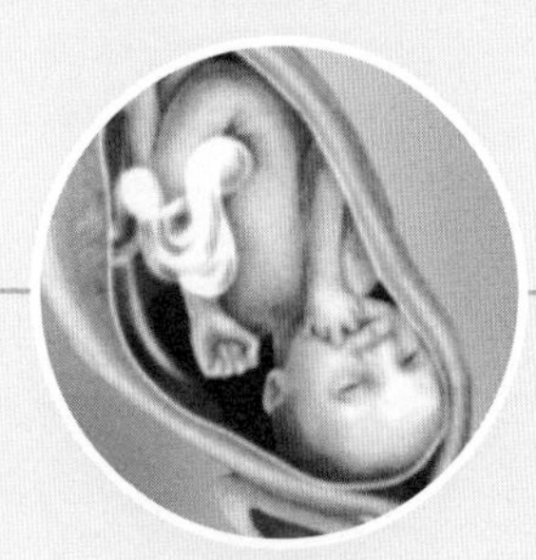

第 29 周
大脑迅速发育

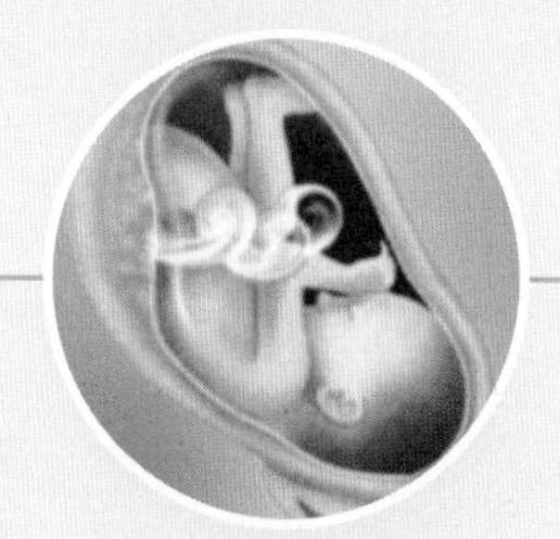

第 30 周
眼睛可自由开闭，胃、肠、
肾等内脏器官发育完善

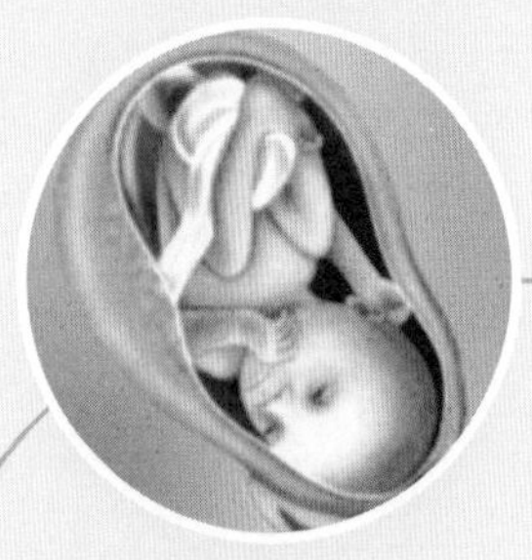

第 31 周
会跟着光线移动头了

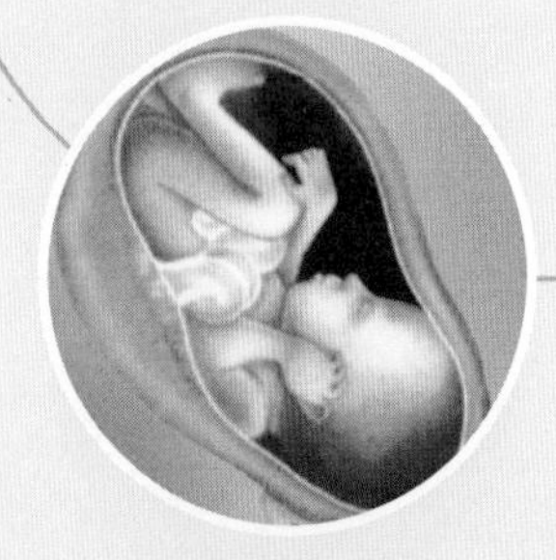

第 32 周
身长：约 40 厘米
体重：约 1500 克
长出脚指甲，
此时出生能存活了

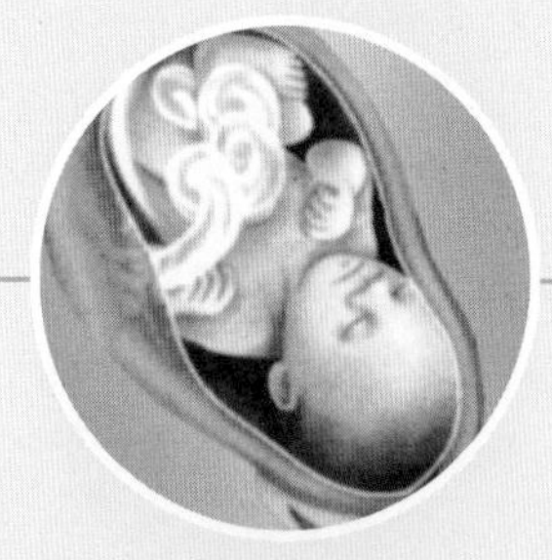

第 33 周
骨骼变硬了，
皮肤红润了

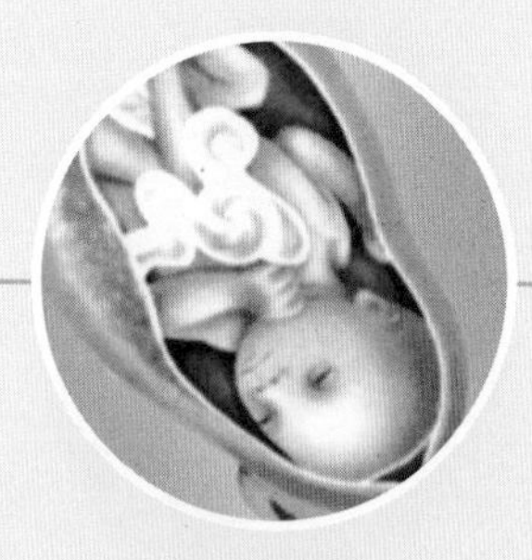

第 34 周
建立白天睁眼、
晚上闭眼的习惯

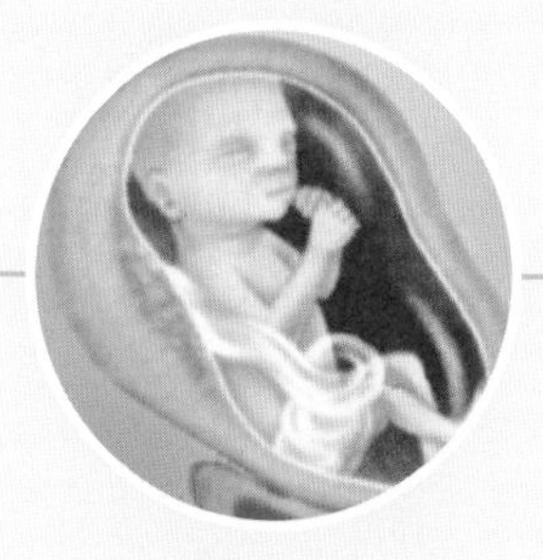

第23周
身长：约28厘米
体重：500~600克
骨骼、肌肉长成，视网膜形成，具备了微弱的视觉

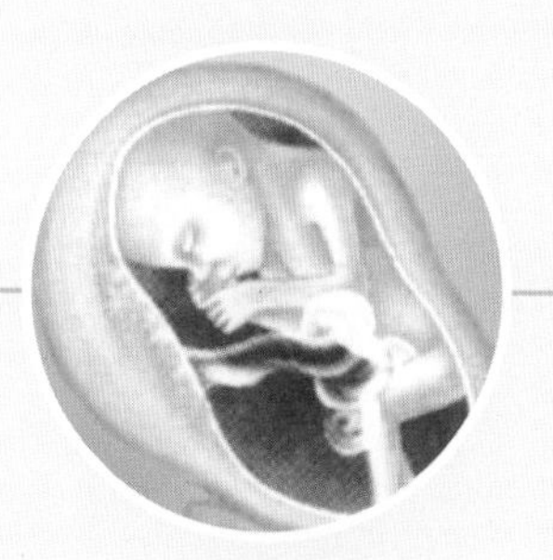

第24周
身长：28~30厘米
体重：约650克
各脏器已发育，长出眉毛

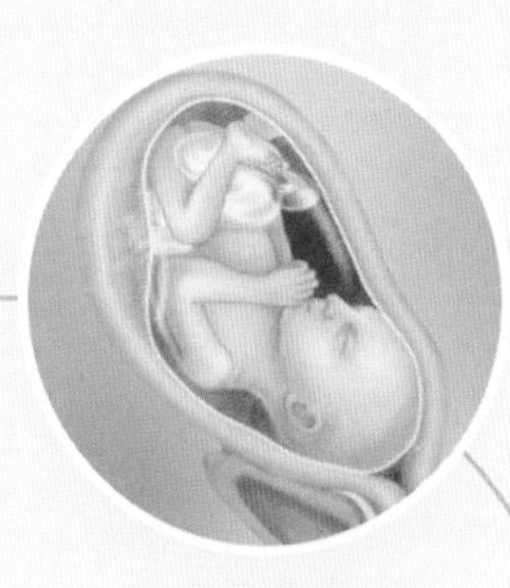

第25周
开始长肉了

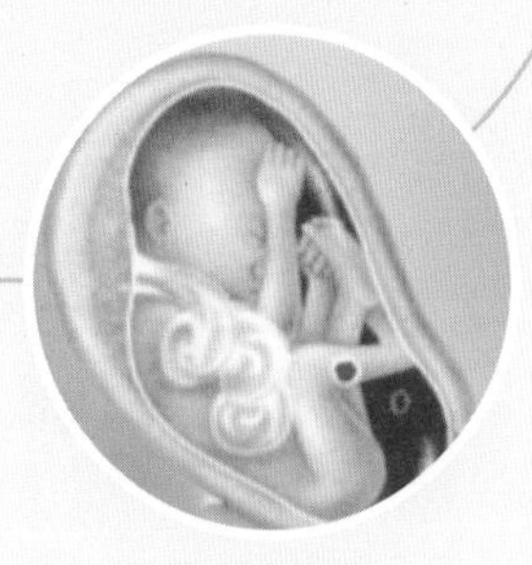

第26周
对外面的声音越来越敏感

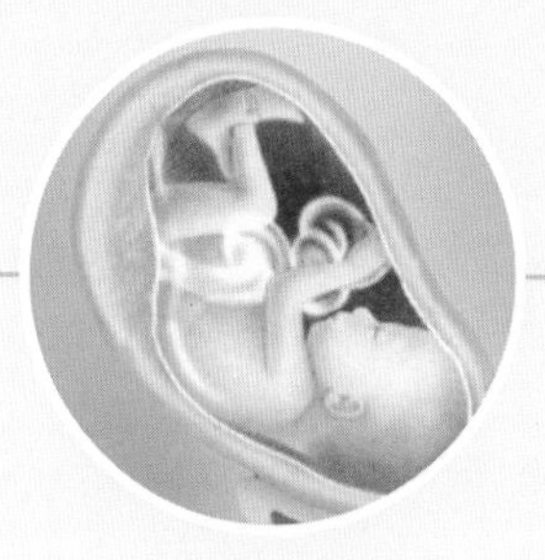

第27周
能清楚听见声音，会打嗝了

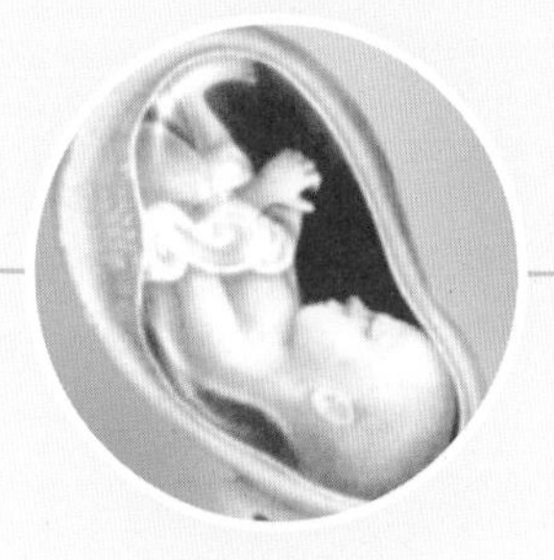

第28周
身长：35~38厘米
体重：约1000克
开始形成睡眠周期

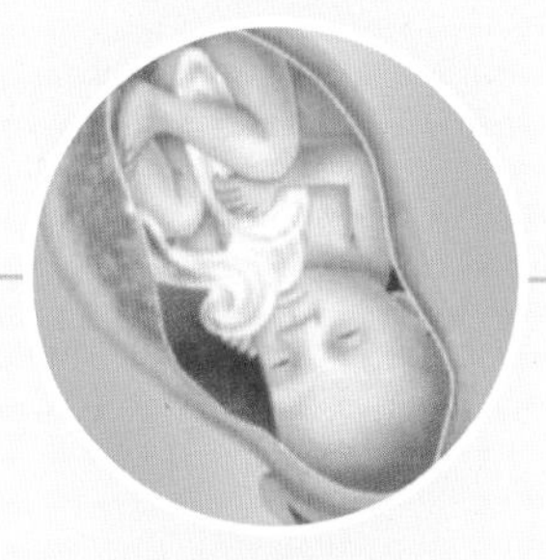

第35周
肾脏已经能排泄废物了

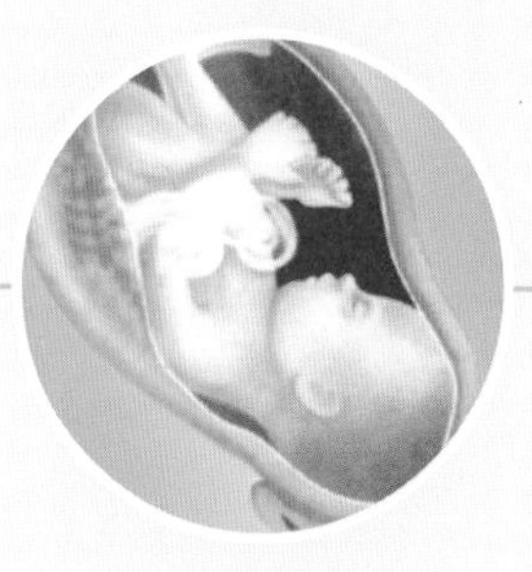

第36周
身长：45~46厘米
体重：约2600克
胎脂开始脱落

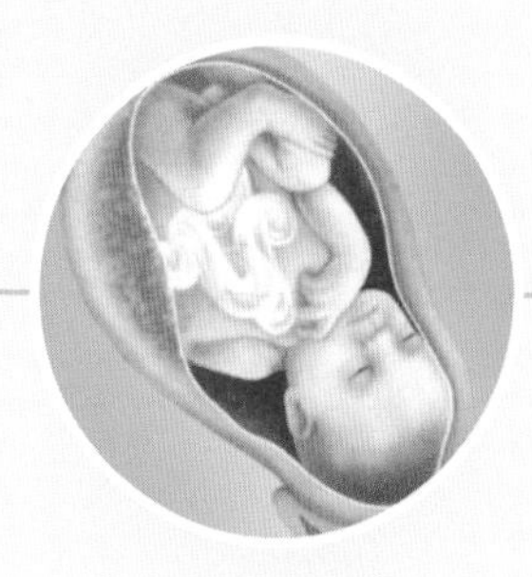

第37周
本周末，宝宝就是足月儿了

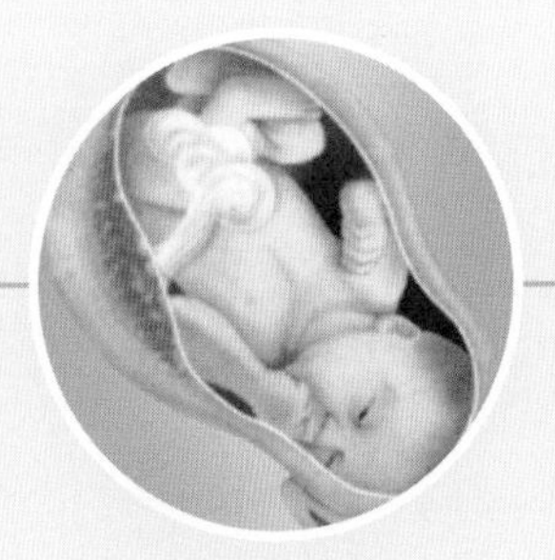

第38周
剧烈胎动少了，
胎头可能入盆

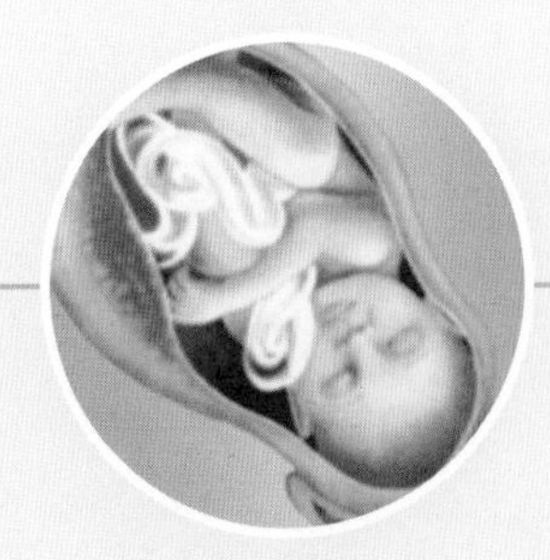

第39周
皮肤变得光滑了，
做好出生准备

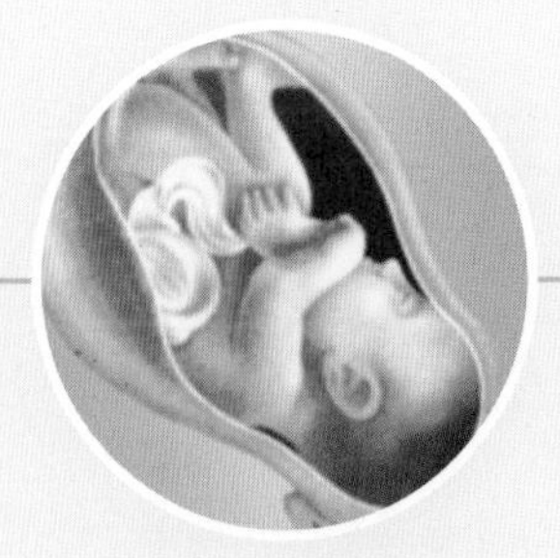

第40周
身长：约50厘米
体重：约3000克
随时准备出生

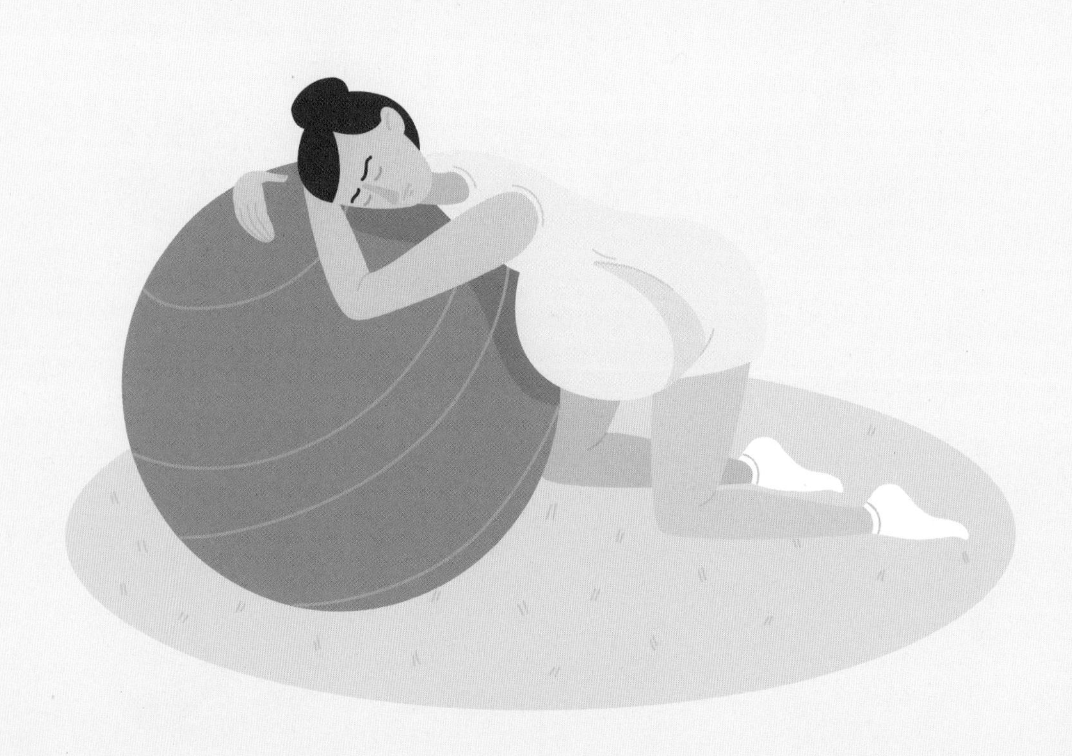

PART 1

怀孕第1个月

（孕0~4周）

不知不觉你来了

扫一扫，听音频

孕妈妈 微微感觉到小生命的萌发

有的孕妈妈会有乳房硬硬的感觉，乳晕颜色会变深。乳房变得很敏感，触碰时有可能引起疼痛。

大多数孕妈妈在这个月可能还没什么感觉。

孕妈妈的卵巢继续分泌雌激素，以促进乳腺发育。

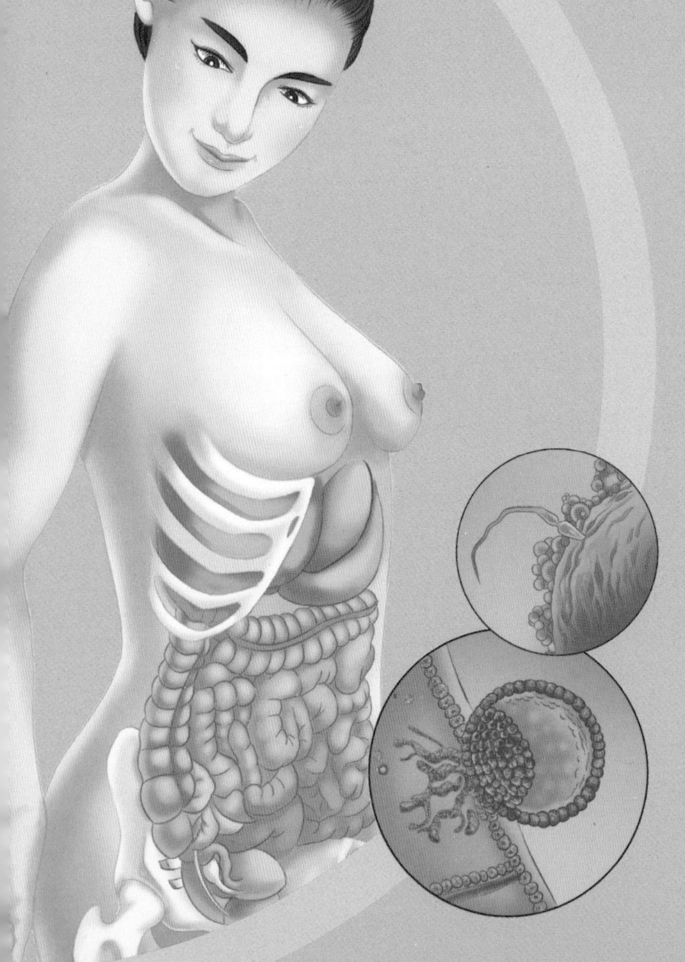

胎宝宝 只是一颗受精卵

怀孕 40 周：是从末次月经的第一天开始算的，所以前 2 周还不存在新生命，一直到满 2 周时孕妈妈才会排卵。

第 3 周开始：一个强壮的精子来到孕妈妈体内，遇到了卵子，这才结合成为受精卵。从这以后还需要 5~7 天，不断分裂的受精卵逐步在子宫内着床，这样算来，着床时就已经是孕 2 月了。

如何知道自己怀孕了

“大姨妈”迟到一周以上

如果你月经周期一贯稳定、准确、规律，突然晚了一周还没来，加上近期有过同房的事实，这就应当引起高度警惕，你极有可能怀孕了。但也不能因此下定论，因为也有环境变化或精神刺激因素引起月经推迟的可能。

体温持续轻度增高

一般来说，排卵前基础体温较低，排卵后基础体温会升高，并且会持续下去。如果体温升高状态持续3周以上，基本上就可以确定为怀孕了。

乳房出现变化

怀孕后乳房变化很像月经前期的变化，而且更加明显。一般乳房在怀孕4~6周后开始增大并变得更加敏感，乳头、乳晕颜色加深，乳晕上细小的孔腺变大。

排尿增多了

尿频主要是因为怀孕时体内的血液以及其他液体量增加，导致更多的液体经过肾处理排入膀胱成为尿液。随着孕期的推进，不断长大的胎宝宝会给膀胱施加更大的压力，孕早期的尿频症状可能会持续下去。

总是犯困、感觉疲乏

如果你突然很容易就感到劳累、疲倦，睡眠也有所增加，那也有可能是怀孕后体内激素变化造成的。

恶心呕吐，对气味敏感

如果你突然对某种气味变得敏感，比如炒菜的油烟味、汽车的汽油味、香水味等，甚至看到某样食物会感到恶心，出现呕吐，也应该想到是不是怀孕了。

扫一扫，听音频

使用验孕试纸需要弄清的事

验孕试纸准吗

一向规律的“大姨妈”突然迟到了，怀疑自己是否怀孕，不妨用验孕试纸做个初步的验证。

一般来说，如果是自己在家里做测试，测试结果准确率能达到 50%～90%。如果是在医生的指导下做怀孕测试，根据说明正确使用试纸，测试准确率则可能接近 100%。

怀孕后多久能测出来

验孕试纸其实就是利用尿液中所含的 HCG（人绒毛膜促性腺激素）进行检查，HCG 是怀孕女性体内分泌的一种激素，这种激素存在于尿液及血液中。一般的验孕棒或验孕试纸就是利用装置内的单株及多株 HCG 抗体与尿液中的抗原结合呈现一定的反应，从而判定怀孕与否。因此要知道验孕试纸多久能验出怀孕，就必须先了解怀孕之后，体内多久才会产生 HCG。

同房 ➡ 同房后精卵结合所需时间：1～3 天 ➡ 受精卵穿过输卵管进入子宫所需时间：3～4 天 ➡ 受精卵着床所需时间：2～3 天 ➡ 着床之后，受精卵通过胎盘和子宫相连，胎盘就会产生 HCG

由此可见，最早在受精后大概 7 天尿液中才会有 HCG，但这时候浓度很低，不易测出，至少再等 3 天也就是受精后 10 天，HCG 浓度高一点才能测出来。如果排卵时间和着床时间都推迟了，那么可能需要 14 天左右才能测出怀孕。

验孕试纸最好验晨尿

早晨和晚间用验孕试纸可能对结果有一定影响。一般，早晨的尿液中 HCG 值最高，所以许多验孕试纸的说明书也都建议采用晨尿检测。

用验孕试纸测试晨尿，如果是一条红线，证明没有怀孕，如果是两条红线，且颜色一样深，说明是怀孕了。

如何提高验孕试纸的准确性

为使验孕试纸检测结果准确，在使用时应注意以下几点。

1. 在进行测试前必须仔细阅读使用说明书，按照说明书的步骤使用。

2. 使用前将试剂条和尿样标本恢复至室温（20～30℃）。

3. 从原包装铝箔袋中取出试剂条，在1小时内应尽快使用。

4. 将试剂条按箭头方向插入尿液标本中，注意尿液液面不能超过试剂条的标记线。

5. 约5秒后取出平放，30秒至5分钟内观察结果。

6. 测试结果应在3分钟时读取，10分钟后判定无效。

晨宝朵妈经验谈

使用验孕试纸别被“诈和”

市面上有各种各样的验孕试纸和验孕棒，验孕的原理都是一样的，购买的时候一定要买正规厂家的合格产品，以免检测结果不准确。另外，在测试的时候注意一些细节可以让测试结果更准确，比如尿液标本应现采现试，别用久置的尿液；用晨尿测试，测试前夜尽量少喝水；不要使用即将到保质期的试纸，以免影响检测结果。

“两道杠”一深一浅能不能确定怀孕

用验孕试纸测试，还会出现这样一种情况——两道杠一深一浅，这就是弱阳性。这究竟是表示怀孕了还是没怀孕呢？

验孕试纸测到弱阳，并不一定说明你怀孕了，因为在很多情况下，女性体内的HCG值都会升高，而使试纸显示弱阳性。

比如有异位妊娠如宫外孕等，体内HCG水平一般偏低，检测区色带仅隐隐出现，也会导致验孕试纸一深一浅。

在非常情况下，如葡萄胎、绒毛膜癌、支气管癌和肾癌等，体内也会分泌HCG，尿液检测可能呈现弱阳性。

妊娠3个月后，HCG水平下降，尿液检测有时会出现阴性或弱阳性。

验孕试纸太敏感。排卵期时女性的HCG值会达到高峰，排卵后将恢复到正常水平，然而在临近下次月经前，这个值会略微升高，如果所用的验孕试纸太敏感，很容易显示出浅浅的检测线。

所以，当第一次测到弱阳性后，一定要重新检测几次，或者直接去医院确认。

最准确的早孕诊断：HCG 检测

扫一扫，听音频

孕期的两个重要数据：HCG 和黄体酮

怀孕后，去医院检查时接触最多的两个数据就是 HCG 和黄体酮。HCG 就是人绒毛膜促性腺激素，在受精卵着床后，也就是大概受精 1 周后产生，但起初量少，不易测出，直到受精后 10～14 天日益明显。

完整的 HCG 是由胎盘绒毛膜的合体滋养层产生的，HCG 能刺激人体产生黄体酮，HCG 和黄体酮协同作用，保护胚胎并使其获得养分。通过 HCG 和黄体酮这两组数据可以监测胚胎的发育情况。

检测 HCG 的方法：血检和尿检

受精卵着床后，滋养层细胞分泌 HCG，进入血中和尿中。测定尿液或血液中的 HCG 含量能协助诊断是否怀孕。

尿检一般自行监测，通过验孕试纸测定晨尿即可（也可以去医院做）。血液定量检查 HCG 值，比验孕试纸更准确，医院常常抽血检测 HCG 以确定是否怀孕。

马大夫有话说

除了判断是否怀孕，HCG 还能告诉我们什么

- 初步判断妊娠情况：根据正常的 HCG 浓度变化，若第一次 HCG 在正常范围内，79% 的人可妊娠足月。若第一次 HCG 低于正常，92% 妊娠结局不好。
- 流产的诊断及治疗：不完全流产，子宫内尚有胎盘组织残存，HCG 定性为阳性，完全流产或死胎时 HCG 可呈阴性，如 HCG 在 2500 IU/L 以下，并逐渐下降，则有流产或死胎可能；当降到 600 IU/L，则难免流产，如血中 HCG 不断下降，表示胎停育可能大，反之则提示胚胎生长发育正常。产后 4 天或人工流产术后 13 天，血清 HCG 应恢复正常。如不符合这一情况，则应考虑有异常可能。
- 恶性葡萄胎、绒毛膜上皮癌以及男性睾丸畸胎瘤：此种情况下，HCG 出现异常升高。手术治疗后，如果治疗有效，则 HCG 逐渐下降至正常水平；如果 HCG 不降反升或维持高值，提示治疗无效或者复发。
- 其他：妊娠高血压时，HCG 往往偏高；多胎妊娠时 HCG 一般高于单胎妊娠。

如何根据 HCG 数据判断胚胎是否正常

HCG 在妊娠的前 10 周上升很快，达到顶峰后，持续约 10 天后开始下降。怀孕早期 HCG 的参考值如下（单位：IU/L）。

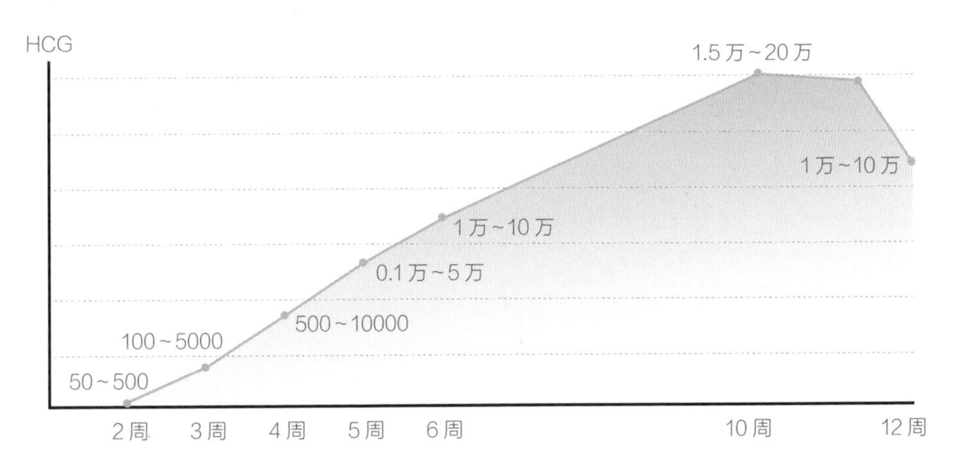

教你看懂 HCG 检测单

孕酮（黄体酮）(P)

是由卵巢黄体分泌的一种天然孕激素，在体内对雌激素激发过的子宫内膜有显著形态学影响，是维持妊娠所必需的。

28.18ng/mL

根据这个数值和后面的参考范围可知，此时处于黄体期。孕酮水平如果偏低，同时伴随 HCG 水平下降，出现阴道出血、腹痛，说明可能出现胎停育的情况。

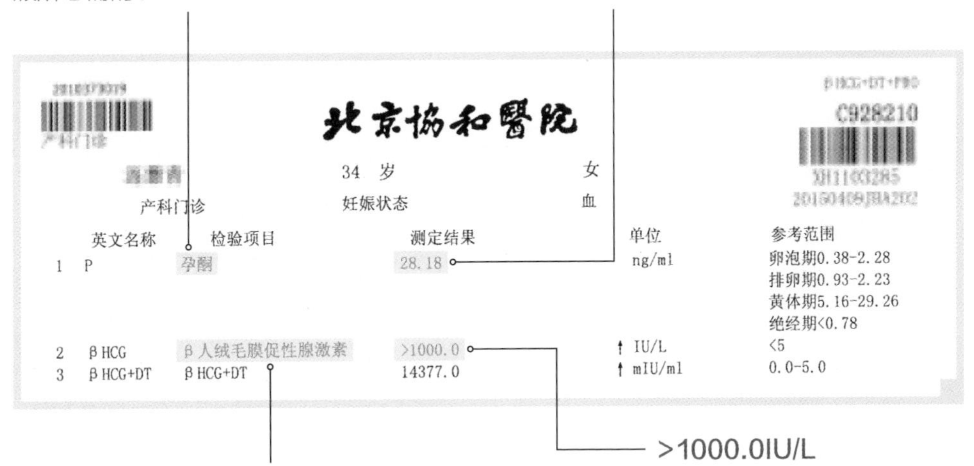

北京協和醫院

C928210

34 岁 女

产科门诊 妊娠状态 血

	英文名称	检验项目	测定结果	单位	参考范围
1	P	孕酮	28.18	ng/ml	卵泡期0.38-2.28 排卵期0.93-2.23 黄体期5.16-29.26 绝经期<0.78
2	β HCG	β 人绒毛膜促性腺激素	>1000.0	↑ IU/L	<5
3	β HCG+DT	β HCG+DT	14377.0	↑ mIU/ml	0.0-5.0

人绒毛膜促性腺激素（β HCG）

参考范围根据孕周的不同有所不同，该激素能刺激黄体，促使胎盘成熟。

>1000.0IU/L

根据这个数值和后面的参考范围可以得知，这位女性已经怀孕 4～5 周了。

HCG 不能和别人比，只能和自己比

HCG 不存在高与低的说法，只有翻倍好不好之分。每个人因体质和受精卵着床时间不同，HCG 水平是不一样的。比如有的孕妈妈怀孕 4 周的时候 HCG 只有几十，有的孕妈妈却能达到几百，不要因此担忧。

真正需要关注的是，自己和自己比，也就是看翻倍。比如第一次监测是 100，那么隔天再去验血能达到 200，就表示 HCG 翻倍正常，证明胚胎是健康的。

HCG 翻倍的时间不是固定的，每个人的翻倍时间也不同，隔天翻倍只是个大概，有的人快，有的人慢。

马大夫
有话说

HCG、黄体酮和流产的关系

通常可以用 HCG 的翻倍情况来衡量胎宝宝的发育情况，HCG 有促进黄体酮分泌的功能，往往 HCG 不良黄体酮也不会高，其具体关系如下：

HCG 翻倍很好，黄体酮下降	说明胚胎在正常发育，如果伴有腹痛和出血的表现，可以在医生指导下用黄体酮干预
黄体酮正常，HCG 翻倍“绝对”不好	这种情况可能预示宫外孕、胚胎发育潜能较差等
黄体酮下降，HCG 翻倍不好	HCG 不翻倍，黄体酮也在降低，这种情况一般需要保胎

哪些孕妈妈要做血检 HCG

该项检查不是所有人都需要做。有的女性怀孕初期 HCG 比较低，用试纸测出的线条颜色比较浅，无法判断是否怀孕。此时，才建议去医院验血，通过分析 HCG 和黄体酮来判断是否怀孕。

以前没有过自然流产史、宫外孕史，现在也没有腹痛、阴道出血的症状，如果通过尿检就能确认怀孕，就不用再抽血验孕了。有过流产史、不易受孕的女性需要做这项检查，特别是如果有阴道出血、腹痛等不适现象的，更应该做。根据这两项指标，在医生的建议下补充黄体酮，监测胎宝宝发育情况。HCG 水平不受进食影响，什么时候都可以检查，不需要空腹。

辰辰妈
经验谈

做 B 超可确定怀孕，但怀孕天数太少最好不做

B 超是诊断早孕最可靠的方法，但怀孕 4 周时 B 超是检查不出来的，最早也要在第 5 周时才能见到胎囊，第 6 周做 B 超一般可以见到胎芽及胎心了。我当时用早孕试纸测出怀孕后就迫不及待地去医院做 B 超验证，可 B 超没有显示妊娠，当时非常紧张和失落，所以建议孕妈妈如果怀孕天数少，不要着急做 B 超，以免引起不必要的焦虑。

算算跟宝宝见面的日子

怎么推算预产期

确定怀孕了，孕妈妈最想知道的就是宝宝何时出生。根据预产期预算法则，从最后一次月经的首日开始往后推算，怀孕期为 40 周，每 4 周计为 1 个月，共 10 个月。

计算预产期月份

月份 = 末次月经月份 −3（相当于第 2 年的月份）或 +9（相当于本年的月份）

例如：末次月经日期是 2021 年 5 月，预产期就应该是 2022 年 2 月。

预产期日期的计算

日期 = 末次月经日期 +7（如果得数超过 30，减去 30 以后得出的数字就是预产期的日期，月份则延后 1 个月）

例如：末次月经日期是 2021 年 5 月 15 日，所以预产期就应该是 2022 年 2 月 22 日。

预产期准吗

预产期不是精确的分娩日期，只是个大概时间。据统计，只有 53% 左右的女性在预产期那一天分娩，所以不要把预产期这一天看得过重。在孕 38～42 周出生都是正常的，80%～90% 的孕妈妈都在这个时间段内分娩。

虽然并不是说预产期这个日子肯定生，但计算好预产期可以知晓宝宝安全出生的时间范围，进入孕 37 周应随时做好分娩准备，但不要过于焦虑，如果到了 41 周还没有分娩征兆，可以住院观察或听从医生安排。

晨宝朵妈经验谈

没记住末次月经日期，怎么推算预产期

一般情况下孕周和预产期都是按末次月经算的，末次月经没记住，可以根据孕早期的 B 超结果推算孕周。我做产检的时候就遇到了好几个没记住末次月经的孕妈妈，但是她们根据 B 超结果也都大致推算出了孕周和预产期。

安全用药，远离致畸因素

药物最易致畸的几个阶段

不同药物在人体的代谢时间不同，有备孕计划的女性在孕前 3 个月就要谨慎用药，在确定怀孕后更要慎之又慎。怀孕后，胎儿对药物的敏感度是不同的。

对药物敏感度： 这个阶段为细胞增殖早期，胚胎尚未分化，用药的结果可能导致流产，但不导致畸形。也就是说只要没有流产发生，妊娠就可以正常进行。

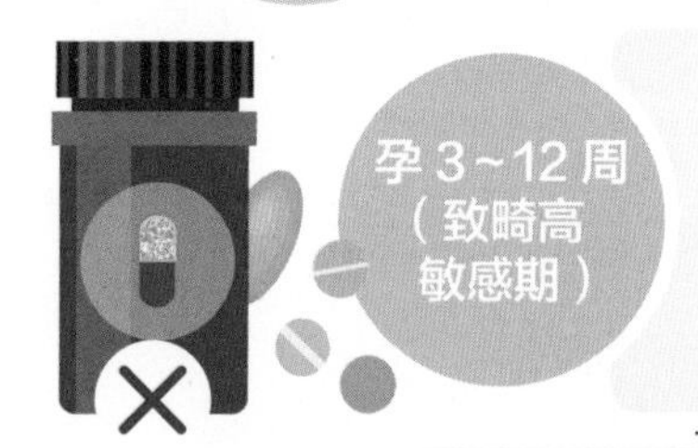

对药物敏感度： 这是胎儿各器官高度分化、迅速发育的时期，对药物最敏感，可导致各种畸形，为致畸高敏感期。

如何用药： 在这一阶段，避免用不必要或者不恰当的药物。

对药物敏感度： 此时胎儿大部分器官已形成，药物的致畸作用明显减弱，但神经系统和生殖系统容易受到药物影响。

如何用药： 这个阶段一旦生病了，医生可能会建议服用一些标有“孕妇慎用”字眼的药品，并在服药期间会对孕妈妈做定期监测。标有“孕妇禁用”的药品应避免使用。

孕期用药应遵循的原则

1. 生病时，及时就诊，将病情及怀孕的情况告知医生。

2. 根据医生的处方到取药处取药时要仔细核对，不要拿错了。还应仔细阅读说明书，并向医生问清楚用法用量以及服药期间需要忌食哪些食物。

3. 根据药盒上的存放要求妥善存放药物。

4. 谨遵照医嘱按时吃药，不要自行改变用法用量甚至停药。

5. 药未吃完之前，原有的包装盒及说明书需尽量保存，如医生处方上对用法用量有特殊标注的，也需保存。

6. 服药期间有任何不适反应，应及时再次就医。

一定要重点看

大宝说“妈妈，你给我生个哥哥”怎么办

怀孕的事儿什么时候告诉大宝

一般来说，在决定要二孩的时候，就应该开始做大宝的心理建设了，如果大宝对这件事情的态度并不反感，那么可以在任何你觉得合适的机会将怀上二孩的消息告诉大宝。

如果你事先还没来得及征求大宝的意见，那么也可以先不说怀孕的事儿，而先测试一下大宝的态度，观察孩子的反应，然后再选择合适的时机告诉大宝这个事实。

如果你是后者，切记一定要在时机成熟的时候（如大宝跟比自己小的孩子一起玩耍时）尽早告诉大宝。提前沟通，能让孩子有足够的时间缓冲和接受这个事实，更容易取得良好的效果。

跟大宝描绘一下有弟弟或妹妹的好处

告诉大宝即将有一个特别好的玩伴，可以陪自己一起玩耍，一起睡觉；大宝还可以充当二宝的老师，教二宝读诗、画画；二宝长大了会买生日礼物送给大宝等。

经常和大宝谈论肚子中的小宝贝

怀上二孩后，孕妈妈不妨经常和大宝谈论肚子里的小宝贝，通过怀胎十月，大宝从思想上逐渐接受并习惯家里即将有一个小弟弟或小妹妹的事实，那么后边的事情也变得容易多了。

你不妨告诉大宝现在肚子里的小宝宝正在睡觉，或者在大宝吃东西的时候鼓励其给肚子里的小宝宝“分一部分”。

注：有研究显示，两个孩子相差 2～3 岁是比较理想的，也最为常见，这里的二孩主要针对家有 3 岁以上大宝的家庭而言。

让大宝跟你一起做胎教

怀上二孩到二孩出生，父母都要更加关爱大宝，不要让大宝觉得爱被夺走了。可以继续坚持每天给大宝读诗、讲故事或者唱儿歌的习惯，并告诉大宝你们现在多了一个小听众，那就是肚子里的小宝宝。经过一段时间的这种亲子互动，相信大宝已经对小宝宝不再陌生。

满足大宝的好奇心，热心解答关于大肚子的疑问

孩子的好奇心是很强的，可能他（她）会不停追问肚子里小宝宝的情况，这个时候父母千万不要不耐烦，这可是做好大宝心理建设的好机会，一定要热心地给予解答。

给大宝安全感，让他（她）知道你的爱不会减少

要给大宝足够的安全感，让他（她）感受到父母的爱不会因为二宝的到来而减少。也可以告诉大宝，将来有了小弟弟或小妹妹，就又多了一个爱他（她）的人。

孕妈妈在怀孕期间尽量维持原来的生活模式，不要因为怀上二孩就顾不上大宝了，至少在你行动方便的时间里，尽量维持以前的生活状态。

若大宝坚决反对怎么办

当你把要生二孩的想法告诉大宝时，可能会遭到强烈反对，这个时候不要急躁，要好好跟孩子沟通，要弄清楚孩子反对的理由是什么，不妨静下心听听大宝怎么说，是担心有人和他（她）抢玩具，还是担心有人和他（她）抢爸爸妈妈，或者担心有人睡他（她）的小床……总之要针对性地给予开导。

宝石妈经验谈

孩子的态度是会变的，千万不要无所谓

以我的经验来看，你把生老二的想法跟大宝说，就算大宝表示无所谓或者很乐意，你也不能高兴太早，因为孩子的心态是会变的，可能今天高兴明天就不高兴了。而且孩子毕竟是孩子，在小宝宝没有真正到来之前，他（她）所期待的是美好的，他（她）不了解真正的变化，即便得到了他（她）的一时赞同，也要时刻观察其态度，不断渗透，做到以不变应万变。

饮食指南：不需要特别补

扫一扫，听音频

胎宝宝此时不需要太多营养

有的孕妈妈刚一得知怀孕的消息后，家里就开始迫不及待地给补营养。确实，孕期饮食非常重要，摄入的营养不仅为孕妈妈自身提供所需的养分，还为胎宝宝的发育提供营养。毫无疑问，孕妈妈需要比平时消耗更多的热量，需要更多的营养。但是怀孕前3个月，所需营养与平时相差不多，孕妈妈自身的营养储备即可满足需要，不需要特别补充营养。

不挑食、不偏食，正常吃饭

怀孕第一个月，完全可以延续之前的饮食习惯。现在生活条件好，食物种类丰富，孕妈妈只要平时饮食不挑食、不偏食，营养就能够满足早期胎儿发育了。

孕前饮食不规律的现在要纠正

好的饮食习惯是保证母胎健康的基础，如果怀孕之前饮食习惯很不好，不按时按点、饥一顿饱一顿、不吃早餐，那么在孕期就要刻意调整了，否则不仅容易造成肠胃不适，还会影响胎宝宝的生长发育。

辰辰妈经验谈

不必拼命吃，否则肉都长自己身上了

如果刚怀孕就大补特补，生怕孩子输在起跑线上，那么胎宝宝不需要的营养就会全部长在自己身上，反而容易造成肥胖。我怀孕的时候虽然没有出现这个情况，但我有个同事就有这种情况，她当时怀孕第一个月就长了3千克，整个孕期体重超标不说，生完也没恢复，直到现在还很胖。

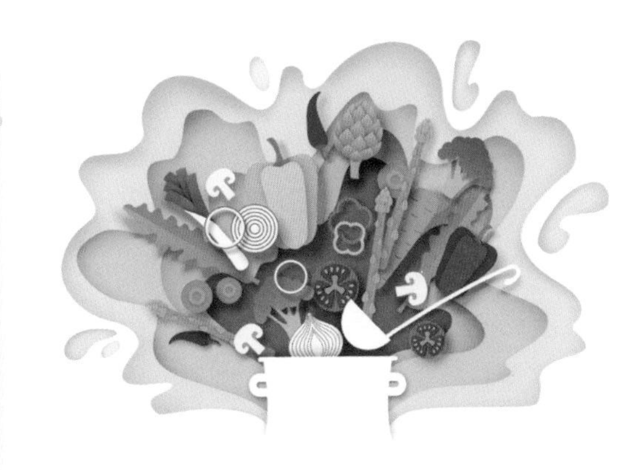

整个孕期的营养要以均衡、多样、足量为原则，而不主张大补特补

叶酸，整个孕期都要补

扫一扫，听音频

叶酸能有效预防神经管畸形

叶酸是一种B族维生素，最初是从菠菜叶中发现的，所以称为“叶酸”。叶酸是胎宝宝大脑发育的关键营养素，孕期适当补充可预防胎儿神经管畸形。

如果母体叶酸缺乏，会造成胎儿神经管闭合不正常，造成无脑儿、智力低下、脊柱裂等出生缺陷。

对孕妈妈
易出现胎盘早剥、
巨幼细胞性贫血、
妊娠高血压等症状
缺乏叶酸
的影响
对胎儿
造成发育迟缓、无
脑儿、开放性脊柱
裂等

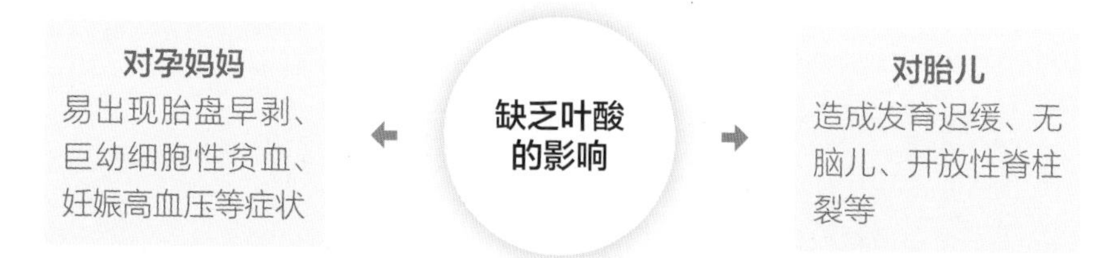

孕前补了，孕期还要补吗

有的孕妈妈在备孕期就补叶酸了，那么孕期也要继续补。也就是说孕妈妈不但要补叶酸，而且要持续整个孕期。

虽然孕早期是胎儿神经系统发育的关键期，但叶酸的补充并不能仅限于孕早期，因为在孕中期、孕晚期，胎儿DNA的合成，胎盘、母体组织和红细胞的增加，都将使叶酸的需要量大大增加，此时缺乏叶酸容易导致孕妈妈出现巨幼红细胞性贫血、先兆子痫、胎盘早剥等。

孕期每日需摄入叶酸600微克

孕妈妈对叶酸的需求量比正常人高，每日需要约600微克才能满足胎宝宝生长需求和自身需要。加上我国育龄女性体内叶酸含量普遍偏低，因此孕期更要重视叶酸的补充。

哪些天然食物中叶酸含量高

人体不能自己合成叶酸，天然叶酸只能从食物中摄取，因此应该牢记这些高叶酸含量的食物，让它们经常出现在你的餐桌上。

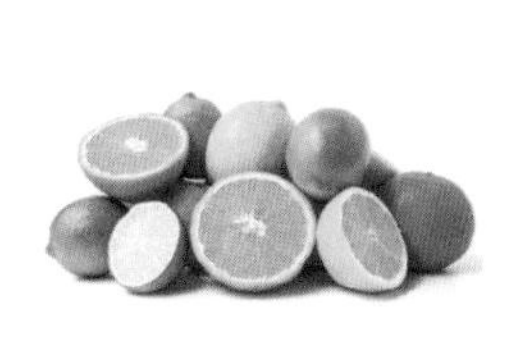

柑橘类水果

橘子、橙子、柠檬、葡萄柚等

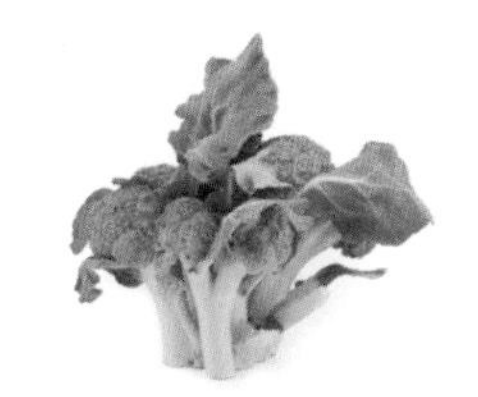

深绿色蔬菜

菠菜、西蓝花、芦笋、莴笋、油菜等

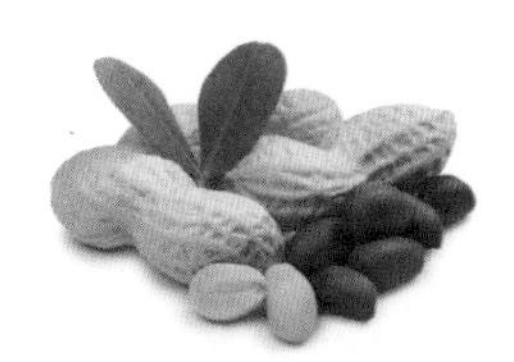

豆类、坚果类

大豆及其制品、花生（花生酱）、葵花子等

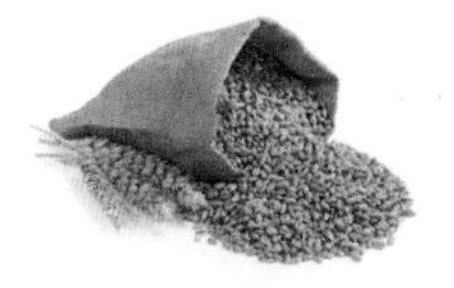

谷类

大麦、米糠、小麦胚芽、糙米等

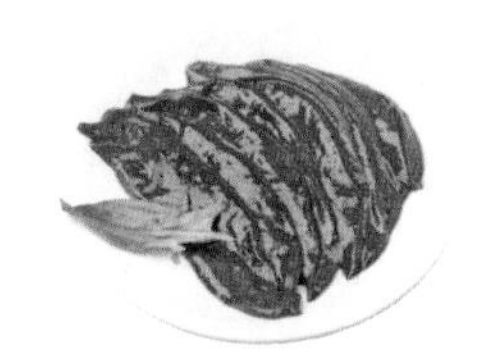

动物肝脏

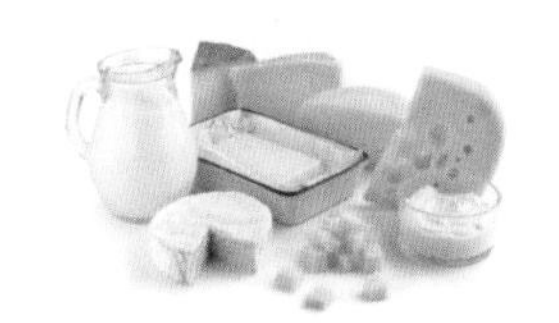

牛奶及奶制品

靠天然食物补叶酸，够吗

含叶酸的食物很多，但由于叶酸具有不稳定性，遇光、遇热容易损失，所以人体真正能从食物中获得的叶酸并不多。比如，蔬菜储存 2~3 天后叶酸可损失一半，在烹调过程中叶酸也会有所损失。也就是说，除去烹调加工的损失，叶酸的实际吸收利用率大概只有 50%，如果仅靠食补，很难达到所需的量。

食物补不足，叶酸片来补

叶酸补充剂比食物中的叶酸能更稳定地被人体吸收利用，因此，在以食补为主的基础上，适当补充叶酸制剂是很有必要的。

叶酸片主要用于纠正饮食中叶酸摄入不足的情况，但是不能脱离食物而单依靠制剂，任何一种营养素的补充都要以食物为基础。一般正常饮食的情况下，每天服用 400 微克的叶酸片或者复合维生素片即可满足一日的叶酸需求。

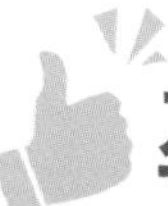

孕妈妈营养美食

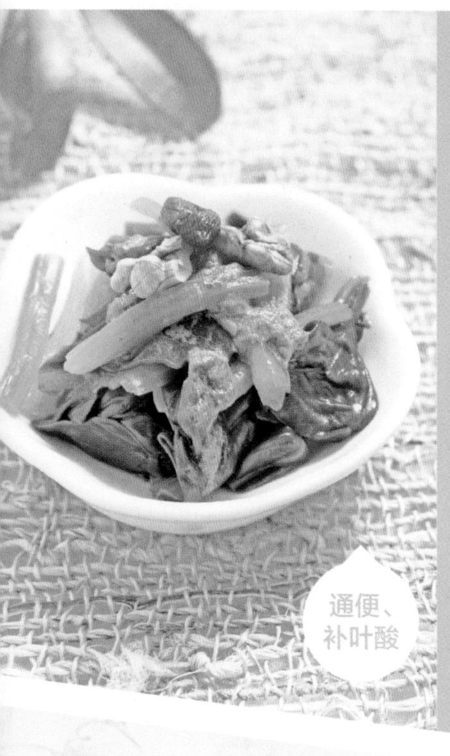

核桃仁菠菜

材料 菠菜300克，核桃仁30克，枸杞子5克。

调料 白糖、盐各2克，芝麻酱10克，生抽、醋各5克，香油少许。

做法

① 菠菜洗净，焯烫15秒，捞出过凉；核桃仁、枸杞子盛入碗中，加入热水浸泡。

② 芝麻酱盛入碗中，调入生抽、醋、白糖、盐、香油调匀，制成酱汁。

③ 将菠菜从凉水中捞出、沥干，切段后盛入盘中，加上酱汁，撒上泡过的核桃仁和枸杞子即可。

功效 菠菜富含叶酸和膳食纤维等成分，能够通便、补叶酸；核桃富含维生素E和不饱和脂肪酸，可以促进胎儿大脑发育。

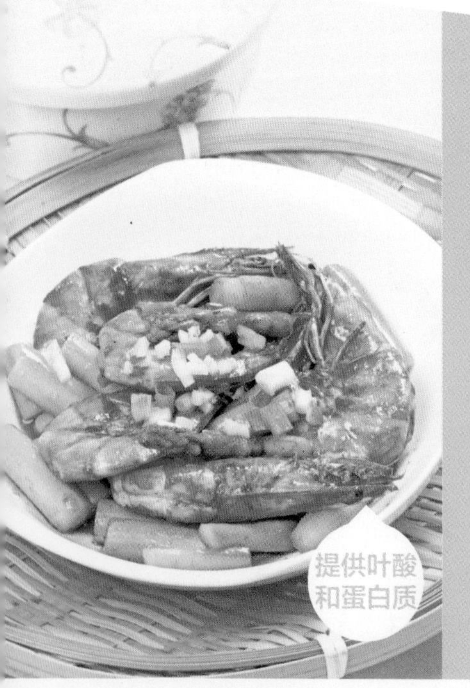

鲜虾芦笋

材料 鲜虾150克，芦笋200克。

调料 姜粒、葱花、盐、蚝油各适量。

做法

① 鲜虾挑去虾线，洗净沥干；芦笋洗净，切段，焯熟沥干。

② 锅中倒油烧热，将鲜虾倒入锅内煎熟，捞起滤油；用锅中余油爆香姜粒，加入鲜虾、水、盐、蚝油炒匀，出锅浇在芦笋段上，撒上葱花即可。

功效 芦笋是孕期补充叶酸的佳品，可帮助预防神经管畸形的发生；虾能为孕妈妈补充蛋白质和钙。

注：本书中所有食谱都是1～2人份。

莲子红豆粥

材料 糯米30克，红豆25克，莲子20克，干百合10克。

调料 白糖5克。

做法

❶ 糯米淘洗干净，用水浸泡4小时；红豆洗净，用水浸泡4小时；莲子洗净，去心；干百合洗净，泡软。

❷ 锅内加适量清水煮沸，放红豆煮至六成熟，放糯米、莲子大火煮沸，转小火熬30分钟，放入百合煮至米烂粥稠，再加白糖调味即可。

功效 糯米与红豆搭配煮粥，能为孕妈妈提供丰富的B族维生素，加入莲子和百合，还有清心安神的功效，怀孕初期喝点儿能缓解不适感。

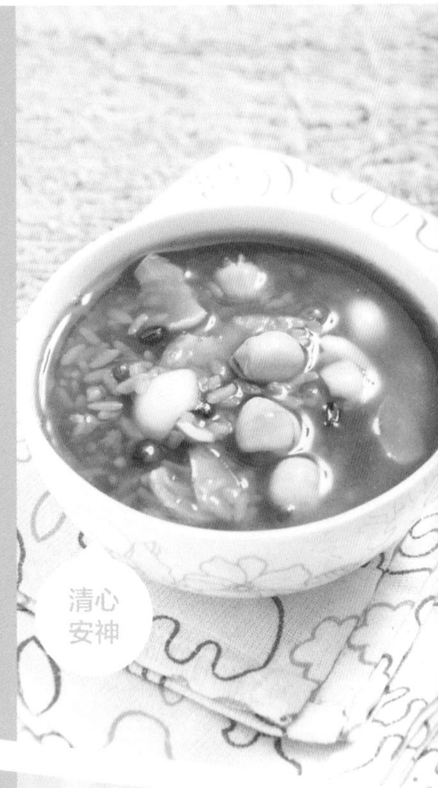
清心安神

腰果西芹

材料 西芹200克，腰果30克。

调料 盐2克，葱花、姜丝各5克。

做法

❶ 油锅烧至四成热，放入腰果，炸至微微变黄，捞出、沥油，凉凉后备用。

❷ 西芹择洗干净，切段。

❸ 油锅烧至六成热，放入葱花、姜丝，炒出香味后捞出。

❹ 快速放入西芹段、腰果、盐，略微翻炒，出锅装盘即可。

功效 西芹可以通便，还能维持体内的钙钾平衡，防止血压升高；腰果富含不饱和脂肪酸和硒，可以促进胎宝宝大脑发育，补硒又补锌。

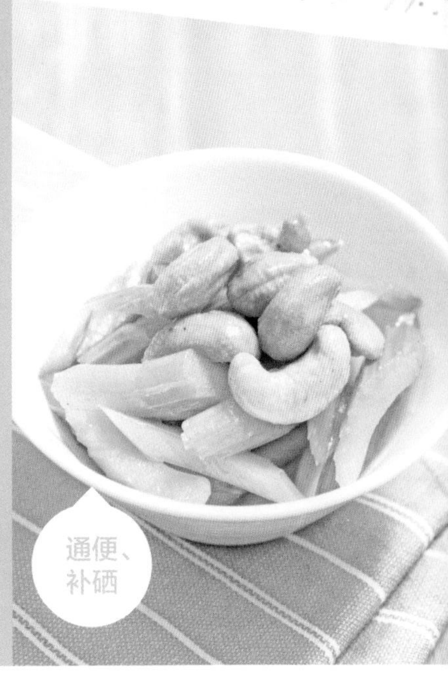
通便、补硒

情绪胎教：快乐是最好的胎教

扫一扫，听音频

胎教真的管用吗

胎教是根据胎宝宝各感觉器官发育成长的实际情况，有针对性地采取如抚摸、光照、对话、音乐、游戏等各种措施，使胎宝宝神经细胞不断增殖，神经系统和各个器官的功能得到合理开发和训练，最大限度地开发胎宝宝的智力潜能。

研究发现，受过良好胎教的宝宝更健康、更聪明，情绪稳定，比较好带；性格活泼，容易与人相处；身体的各项功能也发育较好，如语言能力、运动与感觉能力、对事物的敏感性等都略胜一筹。

做胎教可调节孕期生活

胎教包含的内容很多，如抚摸、对话、读诗、唱歌、画画等，这些不同的胎教方式都能在不同的方面刺激胎宝宝的发育。孕妈妈注重胎教，除了有利于胎宝宝的发育以外，也能帮助孕妈妈调节孕期生活，使孕期更有意义。

胎教有利于建立亲子感情

各种形式的胎教，其实就是母子之间的交流与互动，持续地、有规律地、充满爱意地进行，可以促进孕妈妈和胎宝宝的亲子感情及早建立。

晨宝朵妈经验谈

不急不躁保持好心情

有的孕妈妈在孕期总是过于担心，担心胎宝宝发育不好，担心分娩疼，甚至会担心产后没奶、身材走样。其实不用过于担心这些，你越焦虑反而不利于胎儿的发育。要学会享受孕期的美好，要时时告诫自己不要生气、不要着急、不要烦恼、不要悲伤，宝宝和我在一起，我不是一个人。

可以带着大宝一起胎教

怀二孩的孕妈妈，可以让大宝也加入到胎教中来，比如让大宝唱唱歌、讲讲故事、跳跳舞、画幅画，既能让大宝更加期待小弟弟或小妹妹的到来，也能让大宝意识到自己的重要性，更关键的是也能让大宝从中得到快乐。

鼓励准爸爸参与胎教

胎教不是孕妈妈一个人的事，准爸爸也要参与胎教。可以在合适的月份采用跟胎宝宝对话、讲笑话、唱歌、讲故事等方式参与进来。准爸爸做胎教，能让孕妈妈感觉受到重视与疼爱，孕妈妈心情好，胎宝宝也能感受到愉快的心情，有助于培养胎宝宝的快乐性格，因此准爸爸在胎教中扮演的角色非常重要。

孕期好心情，宝宝出生后不爱哭闹

人的情绪变化与内分泌有关，如果孕妈妈在怀孕期间能够保持快乐的心情，宝宝出生后一般性情平和、情绪稳定，能很快地形成良好的生活节律。而且，孕妈妈身心健康有利于改善胎盘供血，促进胎宝宝的健康发育。所以，孕妈妈每天都要保持好心情。

尽快缓解不良情绪

当孕妈妈在生活中遭遇挫折或者遇到不愉快的事情时，可以通过转移注意力的方式自我宣泄。离开让你感觉不愉快的地方，或做能够让自己开心的事，如听听音乐、欣赏山水风景画、出去散步等，也可以向密友倾诉，写日记或找同样处境的人交谈，以转移注意力，缓解不良情绪。

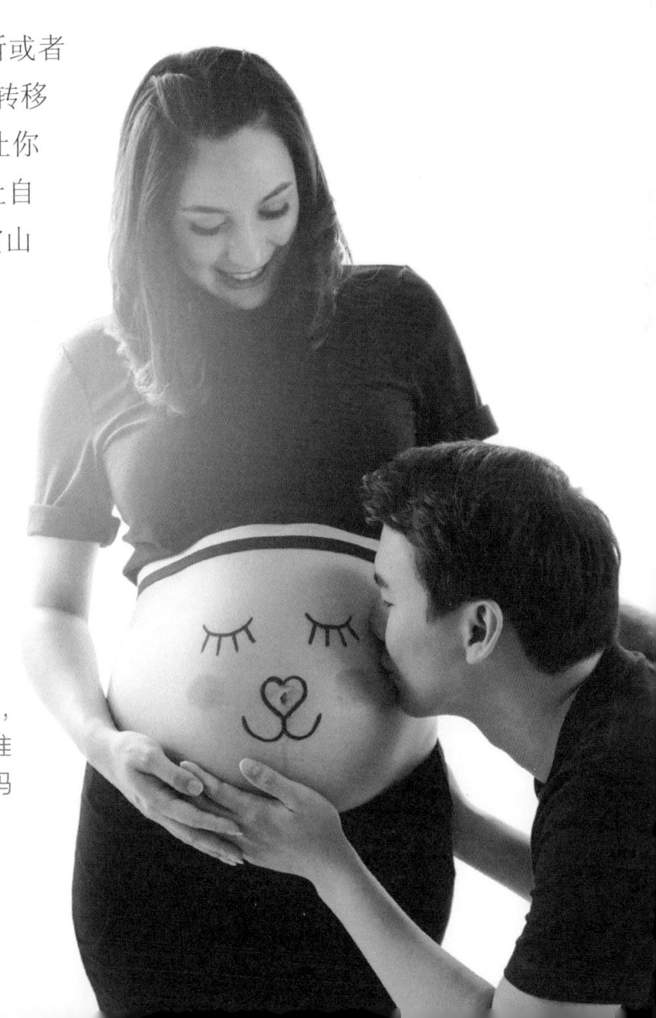

准爸爸做胎教意义重大，有研究显示，胎宝宝对准爸爸低频的声音比对孕妈妈高频的声音更敏感

孕期如何运动

扫一扫，听音频

运动让妈妈开心、宝宝聪明

1. 让孕妈妈保持好心情。
2. 有利于正常妊娠和顺利分娩。
3. 避免孕期肥胖，有利于产后恢复。
4. 促进胎宝宝的大脑发育。
5. 有利于胎宝宝养成良好性格。

循序渐进，根据承受力而定

孕妈妈每天运动与否以及运动强度，要根据当天的身体状态和承受能力为考虑因素，一定不要疲劳，而要以不累、轻松舒适为限度。要注意把握运动量、运动频率及动作幅度。

此外，还要注意避免在夏天高温湿热的天气里做运动，以免出现胎儿缺氧进而损伤胎儿大脑的情况。双胎孕妈妈身体负荷大，更要注意运动强度。

出现哪些情况时必须停止做运动

做任何一项运动时，孕妈妈一定要注意听从身体的警告，如果运动中感到疼痛、不舒服、晕眩或不能呼吸时，都要立即停止。如果停止后仍有不适感，则应立刻就医。

马大夫有话说

哪些孕妈妈不适合做运动

绝对禁忌的情况：

- 血流动力学异常的心脏病
- 限制性肺部疾病
- 孕中晚期的持续性出血
- 孕中晚期的胎盘前置
- 先兆早产
- 宫颈功能不全 / 宫颈环扎手术后
- 胎膜早破
- 多胎妊娠

相对禁忌的情况：

- 极度肥胖
- 极度低体重
- 极度静坐，少动生活史
- 严重贫血
- 营养不良或进食异常（厌食症，食欲过盛）
- 未经评估的心律失常
- 重度吸烟者
- 慢性支气管炎
- 未能有效控制的 1 型糖尿病
- 未能有效控制的高血压
- 未能有效控制的癫痫
- 未能有效控制的甲状腺功能亢进
- 运动功能受限
- 胎儿宫内生长受限
- 孕妇子宫畸形
- 孕妇有严重脊椎侧弯
- 有自然流产史或早产史
- 轻、中度心血管或呼吸疾病（如慢性高血压、哮喘）

安全运动：以轻柔为主

扫一扫，听音频

运动准则

1. 在怀孕早期，要避免过于剧烈的运动。
2. 运动方式以缓慢为主，尽可能使身体处于温和舒服的状态。
3. 天气过热、过冷、下雨下雪时，最好暂停户外运动。
4. 运动时穿着舒适的衣服。
5. 运动前要排尿。

枕臂侧躺：全身放松

侧躺（任意一边），屈臂枕于头下，另一手臂置于弯曲的大腿上，置于底下的大腿保持放松伸直的姿势，置于上方的大腿稍微弯曲。时间以舒服为度，做完一侧后再换另一侧。

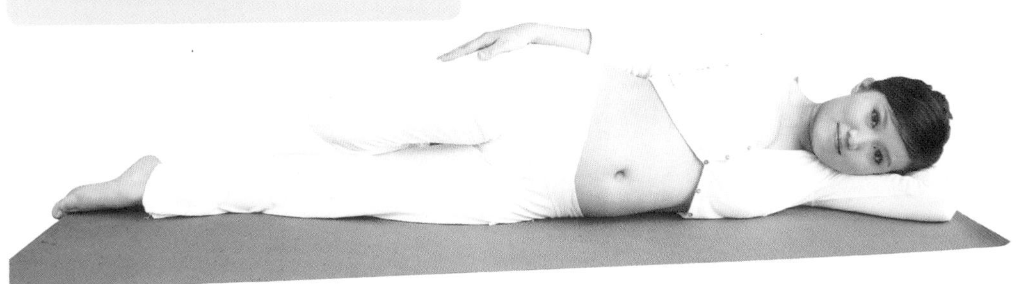

坐姿聆听：保持平和的心态

坐在瑜伽垫或床上、毯子上，双腿盘坐，手臂自然放松，双手掌心朝上，放在大腿上，颈部、脸部放松，聆听有节律的细微的声音，或听些轻柔的音乐，保持 10 分钟。

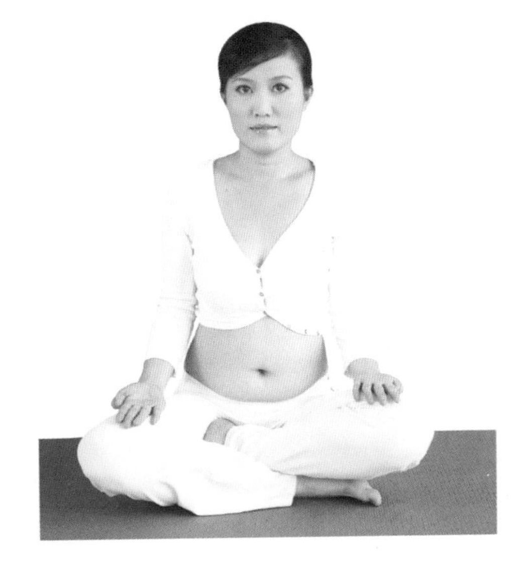

专题

马大夫问诊室

扫一扫，听音频

在不知怀孕的情况下吃了避孕药，对胎儿有影响吗？

马大夫答：“全或无”定律，解释为“不是生存，就是死亡”。定律是这么说的，若用药是在胎龄一周内，对胎宝宝的影响或是因药物导致胚胎死亡，或是胚胎不受影响，能继续正常发育。也就是说，在这一时期用药，只要胚胎不死亡，就能正常发育。但是，如果对用药时间记忆比较模糊，最好去医院检查，与医生咨询用药可能的潜在问题。

明明确定怀孕了，可是在月经期又见红是怎么回事儿？

马大夫答：有些已经怀孕的女性，到了正常月经的那天见红了，这时候不要紧张。如果发现流血很快止住了，血量又不多，这是正常的。事实上，大约20%的女性怀孕后会在孕早期有少量阴道出血，其中绝大多数胎儿都是正常的。如果出血多，伴随腹痛症状，就需要尽快去医院就诊。

孕前没有补充叶酸，会影响胎儿发育吗？需要加大补充剂量吗？

马大夫答：之所以强调要孕前就开始补充叶酸，是为使孕妈妈体内的叶酸维持在一定的水平，以保证胚胎早期就有一个较好的叶酸营养状态。如果孕前没有注意补充叶酸，首先要判断自己之前的饮食是不是摄入了足够的新鲜蔬果以及富含蛋白质、钙、铁、锌的食物。第二，要坚持产检，尤其是一些必要的排畸检查一定不能错过。只要产检时胎儿健康就没问题。第三，不要因为之前没有补充叶酸，孕期就过量补充，叶酸补过量会导致锌缺乏，胎儿发育迟缓，低出生体重儿增加。

PART 2

怀孕第 2 个月

（孕 5~8 周）

早孕反应来了

扫一扫，听音频

孕妈妈
乳房增大

乳房增大，会有胀痛感，乳晕颜色加深，并有凸出的小结节。

子宫如苹果大小，子宫壁薄而软，胚胎已初具人形。

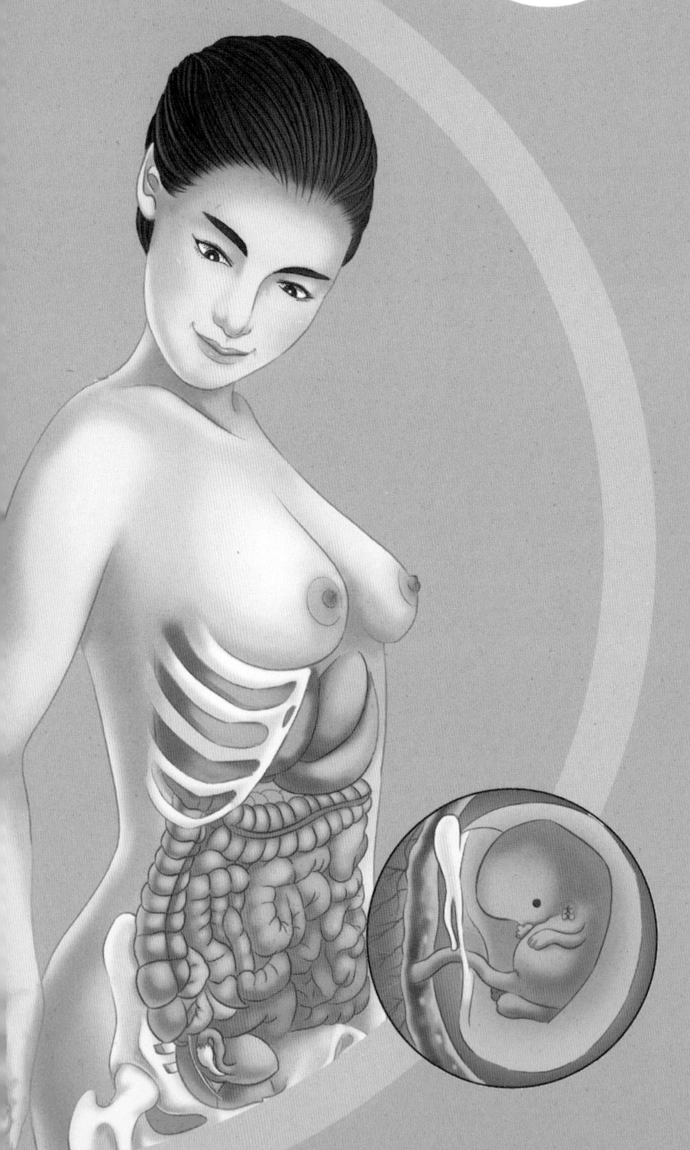

胎宝宝
有了扑通扑通的心跳

眼睛：开始形成，但眼睑还没有形成。

脊柱：慢慢形成。

四肢：刚开始出现的胎芽即为四肢，但表面上呈不规则的凸起物。

心脏：开始出现有规律的每分钟达 120 次的跳动了。

孕吐，孕妈妈“专享待遇”

扫一扫，听音频

别担心，孕吐是正常的妊娠反应

大部分孕妈妈会在怀孕 6 周左右出现食欲不振、轻度恶心、呕吐、头晕、疲倦等早孕症状，尤其是呕吐。孕吐，民间也称害喜，是正常的妊娠反应，一般持续到 14 周左右即可减轻或消失，也有在 18 周才慢慢减退的，甚至有的人整个怀孕期间都伴有呕吐现象。

为什么会出现孕吐

孕吐主要与三个方面有关。

1 孕妇体内相应激素迅速升高

2 孕期嗅觉变得更灵敏

3 孕妈妈肠胃蠕动减慢，运动量减少，导致消化不良

没有孕吐正常吗

有的孕妈妈吃啥吐啥，可有的孕妈妈孕吐反应极小，甚至有的人整个孕期都不会吐，不孕吐的孕妈妈会疑虑：是不是胎儿发育不好呢？

孕吐反应是因人而异的，跟个人体质有关，有孕吐正常，无孕吐也不用担心，更不要通过有无孕吐反应判断胎儿的发育好坏。

吐得越严重宝宝越聪明吗

民间也有说法称孕妈妈吐得越严重，宝宝就越聪明，这种说法目前并没有科学依据。呕吐严重的孕妈妈，不妨把这句话当成一种激励，而没有孕吐反应的孕妈妈则不要纠结这件事。

吃啥吐啥会不会耽误胎宝宝生长

孕期有孕吐反应的孕妈妈还是占大多数，吃啥吐啥，甚至闻到蒸米饭的味儿都想吐，在孕早期（前 3 个月）体重没长反而轻了，于是很多孕妈妈都会担心会对胎宝宝发育造成影响。

孕早期，胎宝宝所需的营养很少，孕妈妈并不需要额外多吃多少东西，轻度到中度的恶心以及偶尔呕吐，甚至导致体重下降都不会影响胎宝宝的健康。但是如果出现剧吐就要加以注意了。

出现妊娠剧呕要就医

程度较轻的孕吐是不会影响正常妊娠的，但是也有少数孕妈妈早孕反应较重，发展为妊娠剧吐，这个时候就需要就医了。

那么什么程度的孕吐属于妊娠剧吐呢？一般来说，孕吐呈持续性，无法进食或喝水，体重消瘦特别明显，体重下降超过原有体重的 15%；出现严重的电解质紊乱和严重虚脱，甚至发生生命体征的不稳定；呕吐物除食物、黏液外，还有胆汁和咖啡色渣物，这时应及时到医院检查。

孕吐期间体重没增加怎么办

孕吐是一种很不舒服的妊娠体验，而且孕期的呕吐、恶心感造成了孕妈妈无法保证饮食均衡，有的孕妈妈体重一点儿也没长，甚至会下降。

在孕妈妈有食欲的情况下尽量正常吃喝，虽然孕吐严重，但身体原来储存的营养足以供应胎宝宝，而且胎宝宝在前几个月长得也很慢，对营养的需求不是很大，所以千万不要过于担忧体重减少的问题。

放松心情能减轻呕吐

孕妈妈在孕期要放松，保持良好的心态，在应对孕吐的时候做到这一点也非常重要，心事重重、疑虑担忧会让妊娠反应更加严重。

孕妈妈要认识到孕吐是正常现象，一般不会影响胎宝宝发育。其实对于多数有孕吐反应的孕妈妈来说，没有特别有效的方法，多数情况只能是扛，想想就是几周，最多几个月的事，咬牙挺过去！

辰辰妈经验谈

孕吐也是一种幸福体验

我怀孕的时候孕吐也挺严重的，但我心态一直都很好，我觉得没什么可苦恼的，反而我觉得这是一种挺幸福的体验，是宝宝在向我传达讯息，告诉我他正在一点点长大。我应对恶心呕吐的办法就是不去厨房，不闻油烟味，我见到就恶心的食物坚决不让它再次出现在眼前。

吃了就吐，也要该吃就吃

孕妈妈在没有食欲的时候，不必强迫自己进食，但是不要在有食欲的时候也不敢吃，孕吐间隙只要能够进食就要大胆吃，选择自己想吃的东西吃。此时不要让自己饿肚子，对于食物选择不要过分禁忌，即使你想吃的东西营养价值不是那么高，也比不吃要好。

可缓解孕吐又有营养的食物

如果你没有特别的偏好，那么不妨选择下边这些食物，既能缓解孕吐又富有营养，比如燕麦面包、麦片、苏打饼干、杂粮粥、酸奶、水煮蛋、蒸蛋羹、各种新鲜蔬果等。

适当运动能缓解孕吐

很多孕妈妈因为吃了就吐，加上呕吐折腾而体力欠佳，总是躺在床上不想起来。这样只会加重早孕反应，要经常起来走一走、做做轻缓的运动，如户外散步、做孕妇保健操等，既能分散对于孕吐这件事的注意力，还能帮助改善恶心、倦怠等症状，有助于减轻早孕反应。

一定要重点看

减少流产发生

扫一扫，听音频

孕早期是流产高发期

妊娠不足 28 周，胎宝宝的体重不足 1 千克而中断妊娠的，就称为流产，分为早期流产和晚期流产两种。

发生在妊娠 12 周前者，称为早期流产，而发生在妊娠 12 周或之后者，称为晚期流产。胚胎着床后 31% 发生自然流产，其中 80% 为早期流产。

引起流产的因素有哪些

因素	原因
胚胎染色体、基因异常	这是自然流产最常见的原因。染色体异常导致的流产几乎占所有流产的 2/3，染色体异常的胚胎多数会发生胚胎退化甚至消失，即使极少数发育成胎儿，出生以后也都有畸形或一些器官功能异常
外界的不良刺激	影响胚胎发育的外界因素比较多，如镉、铅等重金属，有机汞、甲醛、苯、DDT 等化学物质，还有放射性物质、电离辐射等，孕妈妈接触后，会直接作用或通过胎盘影响胎宝宝，使其发育受损，发生流产
孕妈妈因素	内分泌失调；甲状腺功能减退、严重的糖尿病等；全身性疾病，如严重的感染等；子宫发育不全；宫颈功能不全，宫颈内口松弛；母胎血型不合
精神因素	孕妈妈精神紧张、压力大、多思多虑也会增加流产的风险

流产的征兆是什么

阴道出血：阴道出血可分为少量出血和大量出血，持续性出血和不规律出血，尤其是阴道出血还伴随着腹痛，需要特别注意。

疼痛：骨盆、腹部或者下背可能会有持续的疼痛感，当阴道出血的症状出现后，可能几小时或者几天后开始感到疼痛。

阴道血块：阴道排出血块或者浅灰色的组织。

马大夫有话说

流产有时是不幸中的万幸

自然流产是每个孕妈妈都不愿面对的，但换个角度看，这也是人体对异常胚胎的一种自然淘汰。大部分的早期流产都是因为染色体有问题而导致的，这样的胚胎即便存活下来也可能是畸形或者不健康的。而排除染色体问题外，有流产征兆的孕妈妈经过休息和治疗也可以继续妊娠。因此孕妈妈要正确看待流产。

什么是先兆流产

早期先兆流产的主要征兆有阴道流血、量少、色红，持续数日或数周，无腹痛或有轻微下腹疼痛，伴腰痛及下坠感。先兆流产根据情况而定，有的经过保胎后可继续妊娠。

先兆流产不一定流产，能否继续妊娠取决于胚胎的情况，如果胚胎异常，那么流产不可避免，如果胚胎是正常的，经过休息、观察、必要的治疗可以继续妊娠。

预防先兆流产的人为因素

避免劳累和重体力劳动：比如加班、熬夜、提重物等。

避免接触有害物质：不染发、烫发；不涂指甲油；不要居住刚装修不久的房间；不滥服药物。

孕早期最好不要进行性生活：孕早期要节制性生活，否则腹部受到挤压，宫颈受到刺激后容易引发宫缩，导致流产。

注意生殖道健康：保持外阴清洁，一旦发生阴道炎症，及时治疗。

保持愉快的情绪：过度的精神刺激是引起流产的一个因素，孕妈妈要保持愉快的心情，有利于胚胎的健康发育。

高龄孕妈妈如何做好孕期保健

过了 35 岁之后，卵巢功能逐年下降，发生自然流产的概率也较高，因此高龄孕妈妈更需要重视孕期保健，尤其是具有上述流产因素的高龄孕妈妈，更要认真对待产检，养成良好的生活和饮食习惯。

孕早期有先兆流产征兆应该怎么办

扫一扫，听音频

如何选择，是否干预

孕妈妈有先兆流产征兆，要及时到医院检查并寻找原因，如果是因为高血糖、甲状腺功能低下、黄体功能不良等原因引起的，那么经诊断胚胎发育健康的情况下，可以进行相应处理。如果经诊断为宫外孕或难免流产或胎停育，应尽早中止妊娠，以免造成稽留流产或感染，不仅影响以后怀孕，严重的还会危及孕妈妈的生命。

也有的孕妈妈出现先兆流产后因为担心胎儿不健康，不愿过多人工干预，采取顺其自然的态度，这也未尝不可。

宝石妈经验谈

高龄孕妈不一定需要保胎

我当时就是高龄产妇，但是没有出现先兆流产的征兆，所以也没有采取什么人为干预措施。如果出现小腹隐痛，尤其是出血等流产先兆时，要及时查找原因，对症治疗。

黄体酮到底能不能治疗先兆流产

黄体酮也称孕酮，它在胚胎植入和维持早期妊娠时具有关键作用，还可以调节免疫反应，抑制母体对胚胎这一外来物的免疫排斥反应，有利于胚胎在宫内生长发育。因此，对于因黄体功能不足、子宫敏感性高等导致的先兆流产，可用黄体酮保胎，可以降低子宫敏感性，减少出血并抑制子宫收缩。

但是如果胚胎本身质量有问题，出现黄体酮偏低的情况，即使补充黄体酮也是没有任何效果的，并不能防止先兆流产的发生。自然流产大多数时候是因为胚胎本身存在问题，是对不良胚胎的一种自然淘汰。

马大夫有话说

阴道有不规则出血要警惕葡萄胎

葡萄胎最常见的症状是阴道不规则出血，出出停停。诊断葡萄胎最准确的是B超检查，显示为无胎心及羊水，出现密集的中低小波。一经确诊，要立即住院治疗。

胎停育

扫一扫，听音频

什么是胎停育

如果把受精卵比喻成一颗种子，当种子无法发芽，不能继续生长时，就是胚胎停育，简称胎停育。B 超检查表现为妊娠囊内胎芽或胎儿形态不整，无胎心搏动。引起胎停育的原因有很多，常见有胚胎染色体异常，母体内分泌失调，生殖器官疾病，免疫方面的因素等。胎停育后会引起流产，表现为下腹痛、阴道不规则出血。

马大夫有话说

如何根据胎心判断胎停育

胎心搏动就是胎儿的心跳，原始心管搏动，一般出现在 6~7 周，但是如果考虑到根据末次月经计算孕周有误差的情况，可将胎心出现的时间延迟 2 周来考量。如果出现阴道流血和腹痛等异常状况，妊娠 8 周还没见到胎心搏动，就要引起重视了，可能是胎停育。

出现哪些情况要警惕胎停育

如果发生胎停育，早期症状可能是阴道出血，常为暗红色血性白带；还可能出现下腹疼痛，直接排出胚胎的流产状况。

有的人没有初期迹象，直接出现腹痛、流产，甚至有人毫无察觉，通过 B 超检查才发现胚胎停止发育。

确定胎停育后怎么做

确诊为胎停育后，要尽快终止妊娠，并做流产绒毛细胞染色体检查。如果就医便利，也可以先观察几天，等待胎儿自然流产，自然流产发生后要尽快前往医院，以免大出血，并且要做产后 B 超检查以确认是否完全流干净了。

有胎停育史的孕妈妈需要注意什么

有胎停育经历的女性，在备孕阶段就应该开始吃叶酸或复合维生素，以提高精子和卵子质量。一旦发现停经后，应到医院做一些相关检查，如查血 HCG 和黄体酮，监测胚胎的发育情况，同时不要剧烈运动，保持愉快的心情。

如何及时发现宫外孕

宫外孕就是受精卵安错了家

正常情况下，受精卵会在子宫壁上安营扎寨，如果由于种种原因，受精卵在从输卵管向子宫的迁移过程中，没有到达子宫就停留下来，这就是宫外孕，也叫异位妊娠。

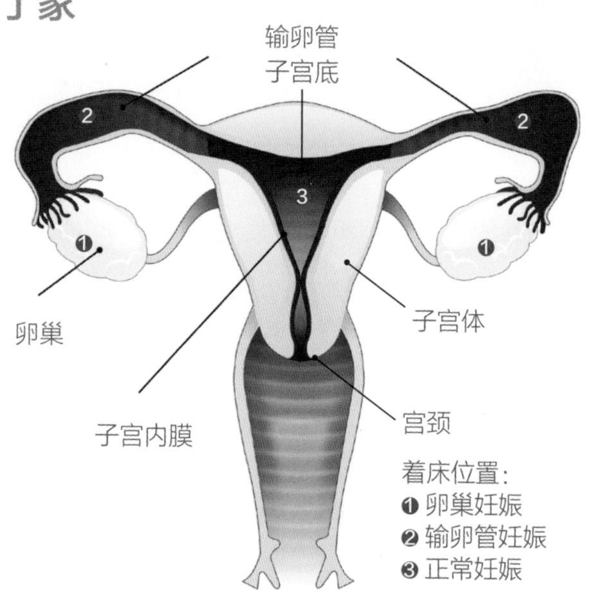

宫外孕有何表现

宫外孕的症状主要是停经、腹痛和阴道出血。

停经：确认怀孕后，如果出现 HCG 值不正常，就有可能是宫外孕。

腹痛：90% 的宫外孕会出现腹痛，常表现为严重的突发性剧痛，为撕裂样或刀割样，因为腹腔内出血刺激腹膜所致。

晕厥与休克：由于腹腔内急性出血，可引起血容量减少及剧烈腹痛，轻者常有晕厥，重者出现休克。

其他症状：宫外孕的症状常常是不典型的，有的患者还会出现恶心、呕吐、尿频尿急、面色苍白、血压下降等症状。

宫外孕的治疗方法

被确诊为宫外孕后，一定要早治疗，治疗方法包括药物治疗和手术治疗。药物治疗是用治疗癌症的化学药物来杀死绒毛细胞，但是与治疗癌症剂量相比，应用剂量非常低，可能引起肝、肾及血液方面不良反应的可能性也比较小。治疗成功后，患者也要定期检查，因为输卵管可能本来就有问题，再度发生宫外孕的概率还是比正常人高。

手术治疗分为两种：保守性治疗与根治性治疗。保守性治疗以清除宫外孕的胚胎组织为主，尽量保留输卵管的完整与通畅；根治性治疗则是切除宫外孕那一侧的输卵管。

饮食指南：清淡为主

扫一扫，听音频

避免油腻食物

油腻食物最容易引起孕妈妈恶心或呕吐，而且需要较长的时间才能消化，因此要避免吃油腻的食物，蔬菜、菌菇等食物在烹调过程中也要注意少油少盐，越清淡越能激发孕妈妈的食欲。

少食多餐

没食欲的时候不要强迫自己吃，有食欲的时候适当进食，一天可以多吃几顿，还可以随时准备点自己喜欢的零食，既能补充营养，还能避免空腹引起的恶心感。

补充 B 族维生素

孕早期，胚胎很小，几乎不需要多吃，此时孕妈妈的食欲通常较差，饮食宜清淡。需要注意的是，在恶心呕吐不严重时尽量多吃些主食、水果和酸奶等，可以补充所需营养，特别是各种B族维生素对缓解妊娠反应很有帮助，但没必要吃补品。

喝水别“牛饮”

尽管喝水对预防脱水非常重要，但也不要一口气猛喝，把胃撑满反而会引起不适感。如果呕吐频繁，可以尝试含有葡萄糖、盐、钾的运动饮料，能够帮助补充孕吐流失的电解质。

多吃点新鲜蔬果，喝点蔬果汁

新鲜蔬果富含维生素，可以增强母体的抵抗力，促进胎儿生长发育，还能缓解孕吐，孕妈妈要适当多吃。此外，也可以将蔬菜和水果搭配起来打成蔬果汁饮用，比如苹果芹菜汁、圆白菜橙汁等。

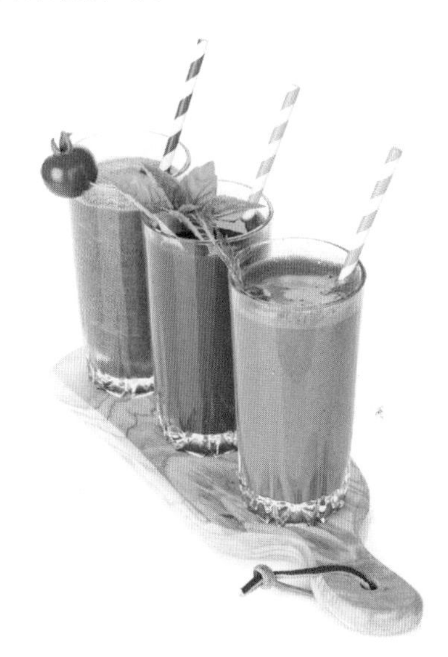

孕妈妈营养美食

田园蔬菜粥

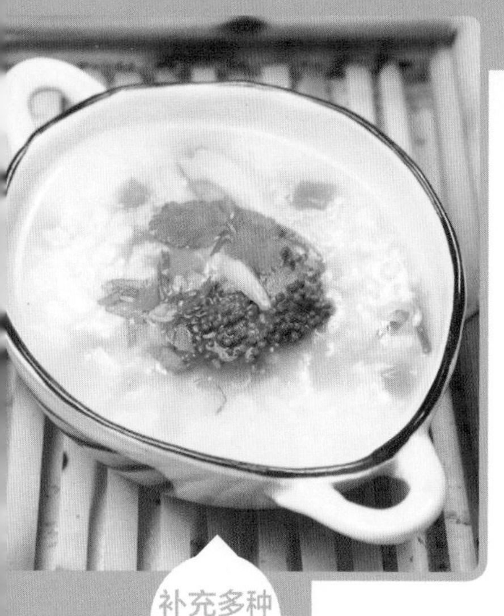

补充多种维生素

材料 大米100克，西蓝花、胡萝卜、蘑菇各40克。

调料 香菜末、盐、高汤各适量。

做法

❶ 西蓝花洗净，掰成小朵；胡萝卜洗净，去皮，切丁；蘑菇去根洗净，切片；大米洗净，浸泡30分钟。

❷ 锅置火上，倒入高汤和适量清水大火烧开，加大米煮沸，转小火煮20分钟，下入胡萝卜丁、蘑菇片煮至熟烂，倒入西蓝花煮3分钟，再加入盐、香菜末拌匀即可。

功效 这款粥可为孕妈妈提供丰富的维生素C、胡萝卜素以及钙、膳食纤维等营养，开胃、清淡、易消化，有孕吐反应的孕妈妈可以常吃此粥补充营养。

香菇滑鸡粥

缓解疲劳

材料 大米、鸡胸肉各80克，鲜香菇40克，生菜20克，鸡蛋清1个。

调料 盐、香油、淀粉、料酒各适量。

做法

❶ 大米洗净；香菇洗净，切片；鸡胸肉洗净，切丝，加鸡蛋清、淀粉、料酒抓匀，腌渍5分钟；生菜洗净，切丝。

❷ 大米放入高压锅中，加水大火烧开，转小火煮20分钟，然后将香菇片、鸡丝放入锅内，再煮3分钟，最后放入生菜丝关火，加盐、香油调匀即可。

功效 鸡肉可缓解疲劳、提高免疫力，脂肪含量低，适合孕早期常感到疲惫的孕妈妈经常食用。

姜汁莴笋

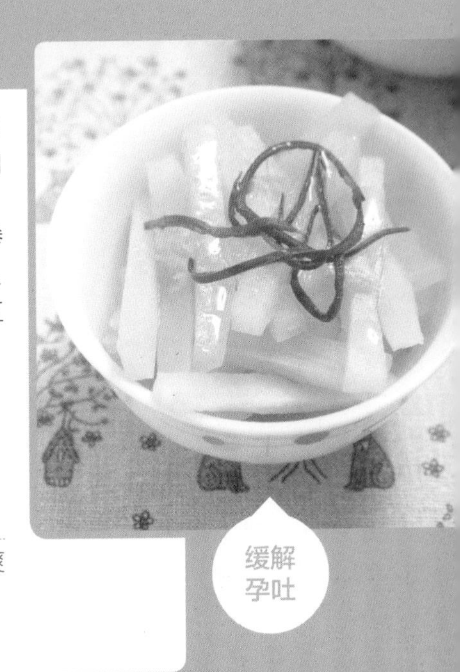

材料 莴笋300克，红彩椒20克。

调料 白醋15克，姜20克，白糖10克，香油、盐各3克。

做法

1. 莴笋削去老硬的外皮，洗净，切宽条，加白醋和盐，腌渍10分钟。
2. 红彩椒洗净，切细丝；姜切碎后加少许凉白开捣烂制成姜汁。
3. 沥去腌渍莴笋条时渗出的汁，调入姜汁、白糖和香油，点缀红彩椒丝即可。

功效 姜有止呕的功效，莴笋清热、利尿，这道菜爽口不腻，可缓解孕吐不适。

缓解孕吐

松仁玉米

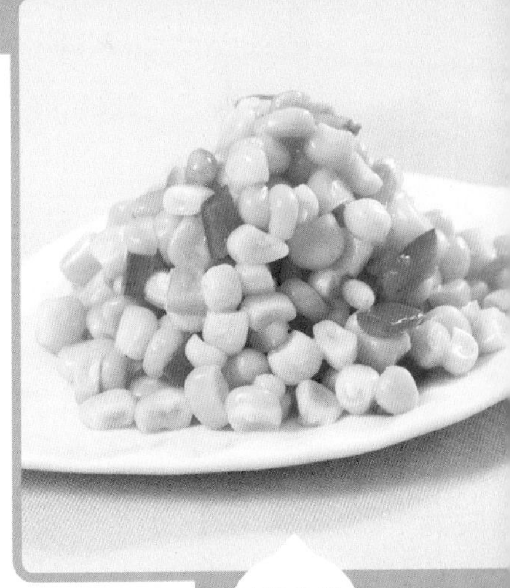

材料 嫩玉米粒150克，柿子椒、红彩椒各20克，去皮松仁15克。

调料 盐3克，白糖5克，水淀粉10克。

做法

1. 玉米粒洗净，焯水，捞出；柿子椒、红彩椒洗净，切丁；松仁炒香，捞出。
2. 油锅烧热，放玉米粒、柿子椒丁、红彩椒丁炒熟，加松仁、盐、白糖，用水淀粉勾芡即可。

功效 玉米和松仁搭配在一起食用，口感好，能刺激食欲，还能补充膳食纤维、维生素E、不饱和脂肪酸等营养，可预防孕期便秘、促进胎宝宝眼睛和大脑发育。

刺激食欲、预防便秘

安全运动：安胎养胎

扫一扫，听音频

散步，几乎适合所有孕妈妈

散步是一项温和而安全的运动，在天气适宜时，孕妈妈可以到空气清新的地方散散步，能缓解水肿、松弛神经、消除疲劳、稳定情绪。特别是孕晚期时，散步还可以帮助胎头尽快入盆，为分娩做准备。

孕妈妈在散步时尽量要有家人陪同，避开车多、人多和台阶、坡度陡的地方，散步的频率要不急不缓，时间和距离以不劳累为宜，同时宜穿宽松、舒适的衣服，最好穿软底运动鞋。夏天或冬天应注意防暑、防寒，雾天、雨天、雪天时不宜散步，以免发生意外。

运动准则

1. 孕2月是流产的高发期，但不等于所有的孕妈妈都要卧床休息，做一些幅度不大的轻柔的运动，会让胎儿更健康强壮。
2. 如果有流产先兆，甚至是需要卧床保胎的孕妈妈，要谨遵医嘱。

躺在床上就能做的脚操

❶ 仰卧，脚跟着地，脚尖向内侧弯曲。

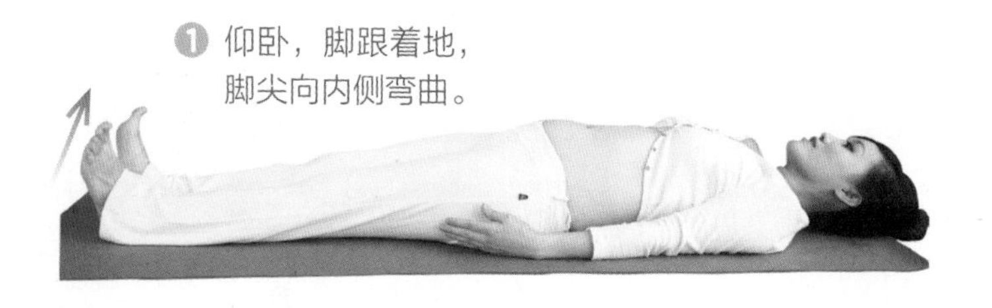

❷ 双脚脚心相向。

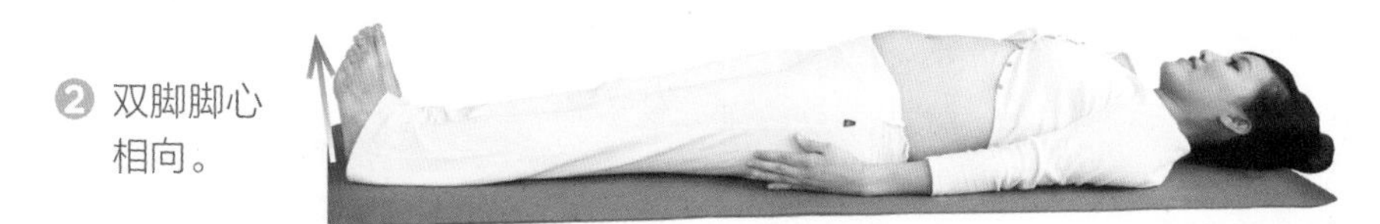

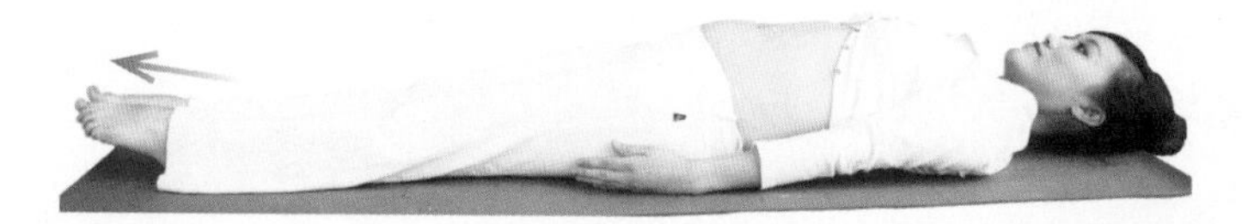

❸ 脚尖向外侧弯曲。

音乐胎教：全家一起听音乐

扫一扫，听音频

听舒缓的音乐能促进胎宝宝发育

音乐是胎宝宝很好的精神食粮。音乐胎教就是通过对胎宝宝不断地传输乐性声波，促使其脑神经元的轴突、树突及突触的发育，以促进智力及发展音乐天赋。音乐有时比语言更能触及人的心灵并起到安抚效果。

适合孕妈妈听的音乐有哪些

胎教音乐可以分为孕妇音乐和胎儿音乐两类。孕妇音乐应以轻松舒缓、委婉柔美、充满诗情画意的乐曲为主，比如莫扎特的《第十四号钢琴奏鸣曲》、海顿的《四季交响曲》、约翰·施特劳斯的《圆舞曲》以及迈尔斯的《卡伐蒂娜》等。

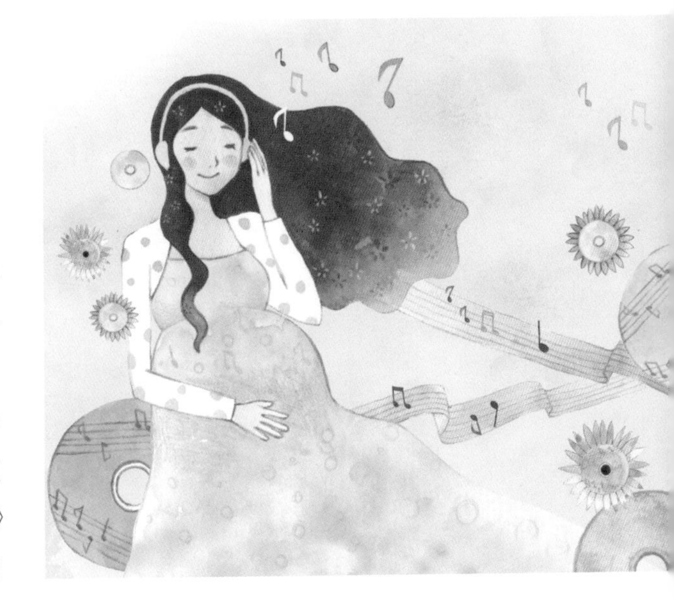

胎儿音乐应以轻松活泼为主，可选择一些富有情趣的、歌词生动的儿歌等，如《小白兔》《大公鸡》等，也可以选择一些世界名曲。

家有大宝，可以让大宝选音乐

怀二胎的，一定要让大宝加入进来，可以让大宝选自己喜欢的儿歌，一起播放给小宝宝听，相信大宝一定会觉得很自豪，说不定大宝还会跺跺脚、打打拍子来配合呢！

马大夫问诊室

黄体酮保胎有没有不良反应?

马大夫答：治疗流产、早产所用的黄体酮，如常用的黄体酮注射液、口服黄体酮及阴道黄体酮凝胶均属天然黄体酮，不会对胎宝宝造成伤害。

孕妈妈在孕早期大约 8 周内，由卵巢分泌黄体酮来支持妊娠。在怀孕 8 周后，胎盘早期绒毛也产生黄体酮，到以后由胎盘分泌。

如果自然产生黄体酮的功能不足、黄体酮下降，是流产、早产的重要原因之一，所以常用黄体酮来治疗流产、早产。如果有必要使用黄体酮保胎，不必太过担心。

孕期要吃燕窝、海参等营养品吗?

马大夫答：有的孕妈妈家庭条件好，恨不得每天一只海参、一碗燕窝，目前没有明确研究证明吃这些食物对孕妈妈和胎宝宝有很大的益处。而海参、燕窝中的营养如蛋白质、碳水化合物以及一些矿物质完全可以从普通食物中摄取。如果孕前没吃过燕窝、海参等，孕期也不宜轻易尝试，以免引起过敏反应。

习惯性流产还能留得住宝宝吗?

马大夫答：发生 3 次或 3 次以上的自然流产就是习惯性流产。对于习惯性流产更重要的是查找病因，针对病因有不同的解决办法，比如染色体异常就要进行种植前遗传学诊断；如果有营养失调、内分泌或者自身免疫疾病，要针对性治疗原发疾病；对于宫颈内口松弛引发的习惯性流产者，应该在前次流产的月份之前做宫颈环扎手术。同时保持良好的心态，适当加强营养，定期产检以监测胎儿发育情况。

PART 3

怀孕第 3 个月
（孕 9～12 周）
即将告别早孕反应，体重逐渐增加

扫一扫，听音频

孕妈妈

触摸子宫时能感觉到胎宝宝的存在

乳房更胀大了，乳房和乳晕的颜色加深，可以换更大点、更舒适的内衣穿了。

腹部没有明显的变化。此时，按压子宫会感觉到胎宝宝的存在。孕 11 周前后，在腹部会出现妊娠纹，腹部正中会出现一条深色的竖线。

胎宝宝在孕妈妈的子宫内安然生活着。

胎盘覆盖在子宫内层特定部位，开始制造让胎宝宝舒服和正常发育所需的激素。

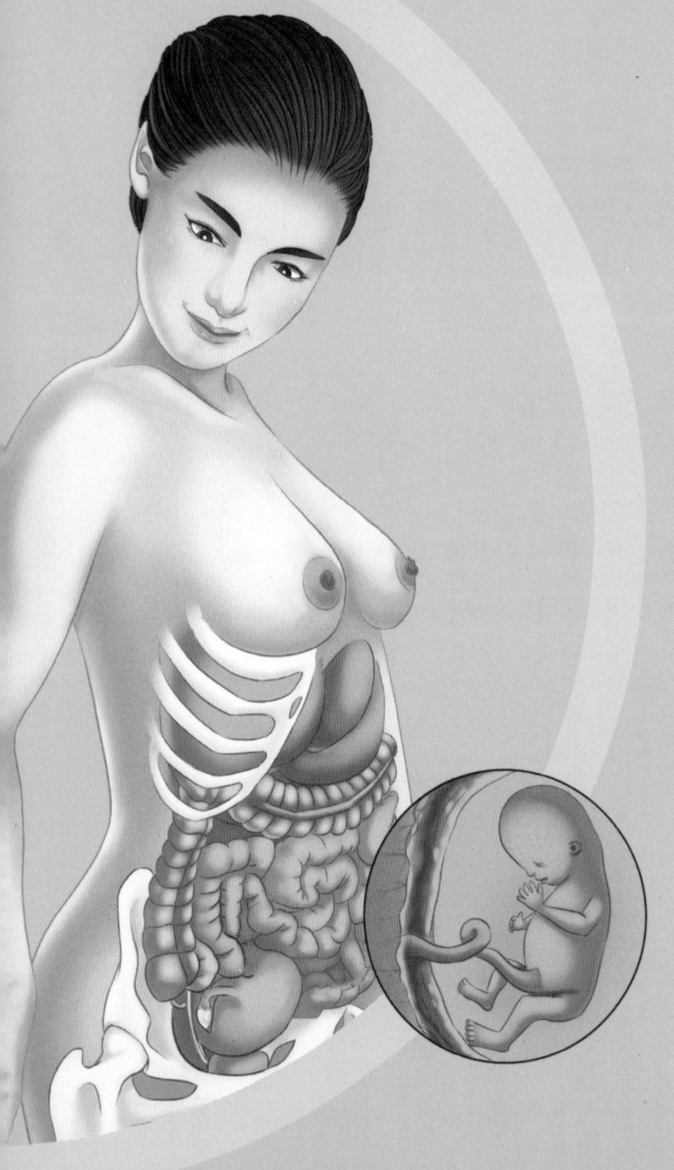

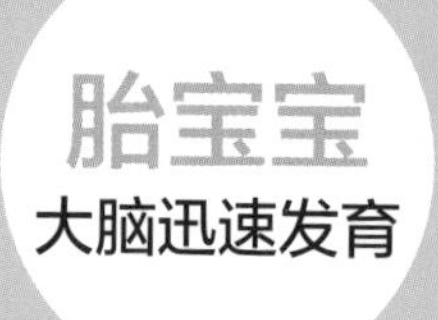

大脑：脑细胞数量增加快，占身体一半左右。

脸：已经形成了眼睑、唇、鼻和下腭。

脐带：里面有一根动脉、两根静脉连接着孕妈妈和胎宝宝，孕妈妈通过脐带给胎宝宝输送营养，胎宝宝通过脐带将废物排泄出去。

肾和输尿管：发育完成，开始有排泄现象。

四肢：腿在不断生长着，脚可以在身体前部交叉了。

第一次正式产检

扫一扫，听音频

建档是第一次产检的重头戏

建档就是孕妈妈孕 6 周之后到社区医院办理《母子健康档案》，然后带着相关证件到你想要在整个孕期进行产检和分娩的医院做各项基本检查，医生看完结果，各项指标都符合条件，允许你在这个医院进行产检、分娩的过程。

一般来讲，这个时候孕妈妈需要确立一家医院建档，整个孕期的检查和分娩都在此进行。一般在第一次检查结束后，医生会根据检查结果确定你是否符合建档的条件，符合条件的一般就可以成功建档了。

宝石妈经验谈

提前了解
《母子健康档案》办理流程

《母子健康档案》是医院建档的前提，是为即将添丁的家庭提供一定的保健知识，并记录孕妈妈产前检查和分娩情况，以后宝宝的保健和预防接种都需要使用。每个地方规定不一样，一定要提前做好电话咨询。其实，并没有那么复杂，我去的时候，就拿了双方身份证、居住证和尿检证明怀孕的单子就给办了，特别顺利，整个过程大概就 10 分钟。但是也跑了两趟，第一次去工作人员说逢周一、周四下午才给办理，还是信息工作没做到位呀。

第一次产检需要检查的项目最多

第一次正式产检都包括什么呢？主要是称体重、量血压、问诊、血液检查、做尿常规等。

血液检查包括基本的生化检查、乙肝丙肝筛查、TORCH 全套检查（备孕期发现异常，孕期有发热、皮疹、家有宠物者做该项检查）、监测肝肾功能和测 ABO 血型、Rh 血型等。尿常规主要是看酮体和尿蛋白是否正常及是否有隐血。

产检时穿衣的讲究

产检的时候如果想方便一些，应穿宽松衣裤，不穿连体裤袜，条件允许最好穿裙子，这样内诊时就不会给自己造成太多的麻烦；还要穿一双方便穿脱的鞋子，最好不用弯腰系鞋带的；可以随身带一个小手提包，装上《母子健康档案》、笔、小本子等随用的东西，医生有什么嘱咐可以随时记下来。

NT 筛查，早期排畸

NT 筛查是排除胎儿畸形的重要依据

NT 即胎儿颈后透明层，是指胎儿颈后部皮下组织内透明液体的厚度，是产前筛查胎儿染色体异常的有效方法之一，能够作为判断是否为唐氏儿的重要依据。

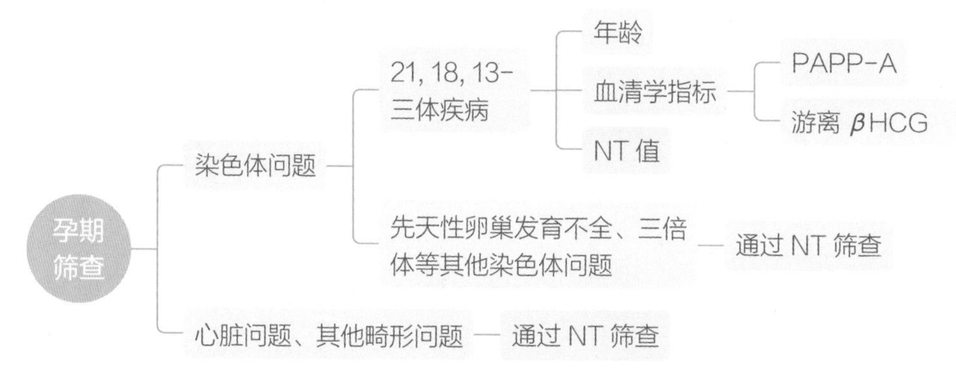

NT 筛查的最佳时间不能错过

NT 筛查要在 11～14 周做，因为 NT 仅仅在胎儿 11～14 周才会存在，从第 15 周开始，NT 便逐渐被淋巴系统吸收，变成“颈部褶皱”（简称 NF）。而 11 周之前，NT 还没有完全形成。

NT 的标准值是多少

一般来说，只要 NT 值低于 3 毫米，都表示胎儿正常，无须担心。如果检查结果超过 3 毫米，常提示胎儿异常，需要进行遗传咨询，做绒毛活检等产前诊断来检查胎儿的染色体，做排畸超声以进一步排查畸形，有条件的话可以做胎儿超声心动图检查排除心脏问题。NT 值不存在越小越好的说法，只要在参考范围内都是正常的。

辰辰妈经验谈

做 NT 筛查需要注意什么

这项检查不需要什么特别的准备，不用空腹也不用憋尿，但需要胎宝宝的配合，否则位置不好的话是看不到的。医生通常会让你出去走动走动，甚至会压压你的肚子，以便让胎宝宝翻身。整个检查需 10～20 分钟。

解读 NT 检查单

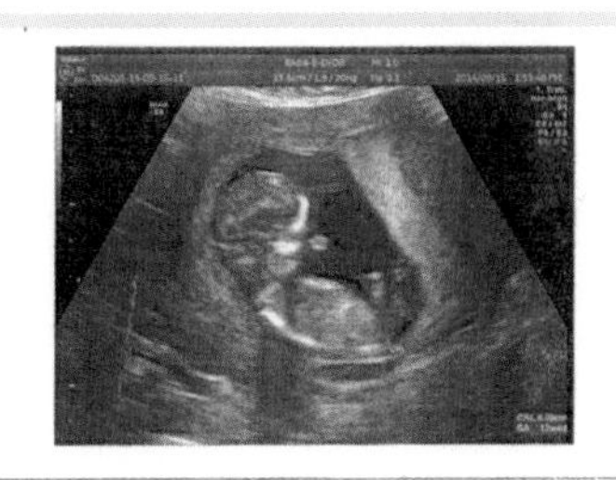

超声所见：

子宫增大

宫腔内可见一成形胎儿，可见胎心搏动，

CRL：6.1cm，NT：0.18cm， 是越小越好吗？

胎盘前壁，羊水4.0cm。

双附件区未见囊实性包块。

超声提示：

宫内早中孕

结果显示 NT 值为 0.18cm

NT 排畸检查是孕早期的排畸检查。NT 值是指颈后透明层厚度，用于评估唐氏综合征的风险，是早期唐筛。一般来说，只要 NT 值低于 3 毫米，都表示胎儿正常，无须担心。而高于 3 毫米，则要考虑唐氏综合征的可能。后期一定要做好唐氏筛查或者羊水穿刺检查，以进一步排查畸形。

NT 值并不是越小越好，只要在参考范围内，不要高于或过于接近临界值，都是正常的。

马大夫有话说

NT 检查没看到鼻骨怎么办

鼻骨是否发育正常和唐氏综合征的关系非常密切，唐氏儿患者通常有鼻骨缺失的早期 B 超影像，因此如果 NT 结果显示“鼻骨清晰可见”“可见鼻骨”等字样，这绝对是特大利好。

但如果显示“鼻骨不满意”呢？正常来说，胎儿的鼻骨在 9 周时就发育完成了，在 11～14 周是完全可以检测到的，如果检测不到，要排除孕周计算不准确以及胎宝宝的姿势问题。

NT 扫描对 B 超操作者有很高的要求，操作者必须运用 B 超仪器将胎宝宝引导到正确的体位才能看清 NT 和鼻骨，因此如果胎宝宝不配合，导致 NT 显示“鼻骨不满意”，那么可以听从医生建议复查，如果复查还看不到就要进行遗传咨询了。

乳房不断增大，为母乳喂养做准备

扫一扫，听音频

乳房时刻在为泌乳做准备

怀孕后的乳房并不是向上向前增大，而是从下半部分向腋窝处增大。

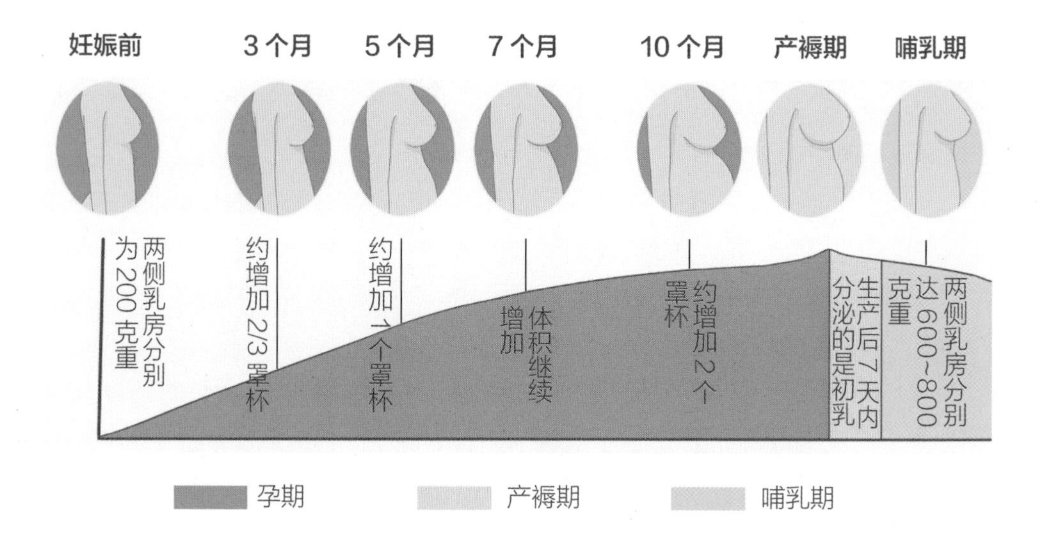

孕周渐大，要如何选胸罩

尺寸合适的胸罩能保护乳房健康，买小了会限制乳腺组织的正常发育，影响今后的哺乳。

可以先用卷尺量胸部下面即下胸围绕一圈，得出其尺寸。对于罩杯的大小，应该是用卷尺量胸部最高点处，绕身体一圈的大小，一定要保持卷尺的水平并且贴近身体。罩杯的大小能完全贴合胸部，没有多余的脂肪漏出则说明罩杯合适。而下胸围大小合适的标准则是完全贴近皮肤，不会过紧或过松。

最后，买胸罩一定要试穿一下，这是保证找到适合自己胸罩的最好方法，千万不要因为匆忙而忽略了这个步骤。

整个孕期需更换 2~3 次胸罩尺码

孕期更换胸罩也不能一味图大，尺寸过大根本起不到支撑乳房、保护腺体的作用。每当你感到胸罩小了，就要再次更换一个合适的，以减少重力对于乳房韧带的牵拉。特别是当你做一些孕期运动的时候，如孕妇操、游泳、散步等，大小合适的胸罩就更有必要了。

宝石妈经验谈

最好买调整型哺乳内衣，生完孩子也能穿

整个孕期乳房会不断胀大，所以买内衣的时候最好买调整型的，并且是方便哺乳的，这样生完孩子也能穿，方便喂奶。

用温水清洗乳房

乳房的清洁对于保持乳腺管通畅，以及增加乳头的韧性、减少哺乳期乳头皲裂等并发症的发生无疑具有重要作用。

1. 清洁乳房时，要使用温水擦洗，并将乳晕和乳头的皮肤褶皱处一并擦洗干净。

2. 不可用手硬抠乳头上面的结痂，可在乳头上涂抹植物油，待上面的硬痂或积垢变软溶解后再用温水冲洗干净，拿一条柔软干净的毛巾拭干，之后在乳晕和乳头上涂些润肤乳，避免干燥皲裂。

3. 千万不要用香皂或肥皂、酒精等清洁乳房，这些清洁用品不利于乳房的保健以及以后的母乳喂养。

马大夫有话说

乳头内陷要及时矫正，以免影响哺乳

如果孕妈妈有乳头内陷，擦洗后可用手指牵拉，严重乳头内陷者，可以借助乳头吸引器和矫正内衣来矫正。使用的时候要注意，一旦发生下腹疼痛则应立即停止。有流产史的孕妈妈尽量避免过度刺激乳头。

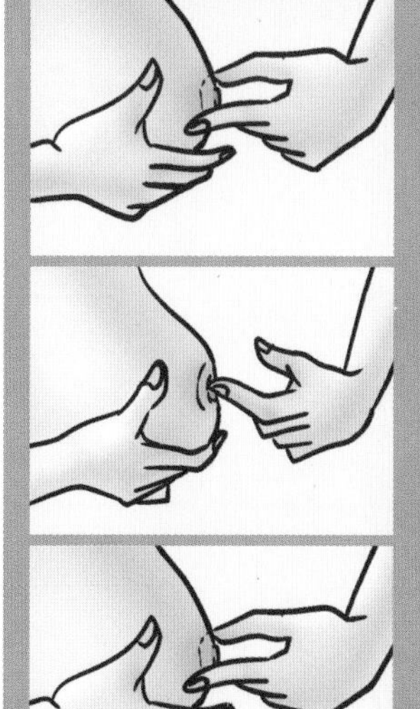

- 用一只手托着乳房，用另一只手以拇指、食指和中指牵拉乳头下方的乳晕，改善伸展性。
- 抓住乳头，往里压到感到疼痛为止。
- 用手指拉住乳头，然后拧动，反复2~3次。

一定要
重点看

管好体重好生养

扫一扫，听音频

体重增长反映胎宝宝长得好不好

孕期的每一次检查都包括一个例行项目那就是称体重，足见体重管理在孕期的重要性。怀孕之后，体重增长是必然的，由于胎儿依靠胎盘获取营养，如果母亲没有获得足够的体重，那胎宝宝就有可能出现营养不良、生长迟缓等，因此可以说，孕妈妈的体重增长在一定程度上反映了胎宝宝的生长发育情况。

孕妈妈增长的体重≠胎宝宝的体重

孕妈妈的增重量和胎宝宝的增重量并不是相等的，胎宝宝的增重量只占孕妈妈增重量的 20%~25%，其他 75%~80% 为母体储备的脂肪、液体等，主要表现在子宫、胎盘、乳房、血液、羊水的重量增加。

孕期体重都长哪了

孕妈妈增长的体重 =

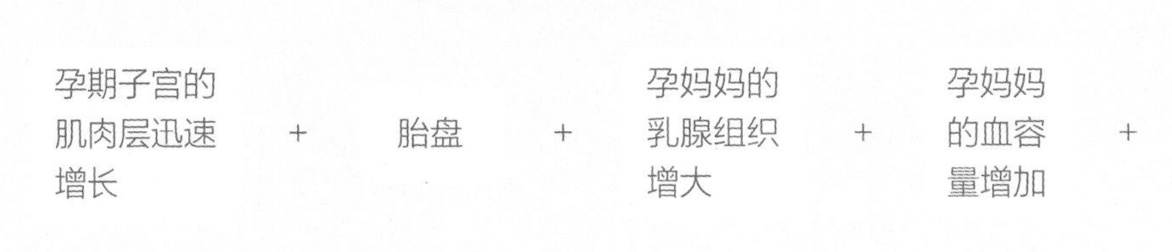

孕妈妈体液增加 + 孕妈妈为泌乳做准备会储备一些脂肪 + 胎宝宝体重

哪些是必要性体重增长

胎宝宝要在 40 周的时间里从一个受精卵成长为一个重 3 千克左右的胎儿，支撑他生长发育的有胎盘、羊水，以及孕妈妈的血容量、增大的乳腺、扩大的子宫等。这些构成了孕妈妈孕期一部分增长的体重，称之为必要性体重增长。

胖不胖，孕妈妈自己说了算

孕妈妈在孕期需要储备脂肪，为产后哺乳做准备，而孕妈妈所需脂肪的直接来源主要通过饮食。

孕妈妈的体重增长中，必要性体重增长是相对稳定的，但是脂肪储备的多少与饮食和运动有关，是可以控制的。

因此，除去必要性体重增长之外，孕妈妈要控制自身的脂肪储备，以免造成脂肪过分堆积，增加妊娠糖尿病、巨大儿等风险。

体重长得太快太慢都不好

体重增长过快的危害
导致巨大儿
增加分娩难度
引起妊娠并发症
孕妈妈身材走样
容易长妊娠纹
产后身材不易恢复
体重增长过慢的危害
易致胎儿发育迟缓
孕妈妈容易贫血
宝宝出生后免疫力低

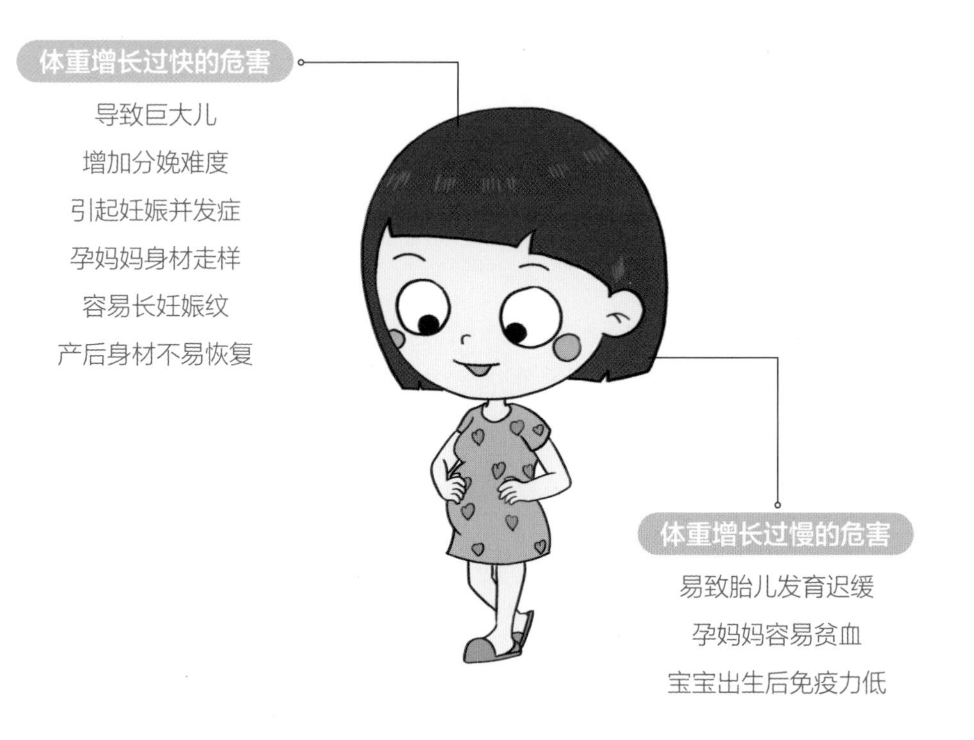

孕期到底该增重多少

扫一扫，听音频

孕前体重决定了你该增重多少

一般来说，使用体重指数（又称体质指数）即 BMI 来评估孕妈妈的营养状况比较准确，BMI 值还可预估孕期体重增长情况。

体重指数（BMI）= 体重（千克）÷ 身高的平方（米^2）

怀孕前 BMI 指数	体型	总增重范围	体重管理要求
<18.5	低体重	11.0～16.0 千克	适当增加营养，防止营养不良
18.5～23.9	正常体重	8.0～14.0 千克	正常饮食，适度运动
24.0～27.9	超重	7.0～11.0 千克	注意控制体重，防止体重增加过多
≥28.0	肥胖	5.0～9.0 千克	严格控制体重

注：数据参考 2021 年中国营养学会发布的《中国妇女妊娠期体重监测与评价》。

孕早期的适宜增重量

孕 1～3 月，胎宝宝还没有完全成形，各器官发育尚未成熟，此时大部分孕妈妈的体重增长较慢，在 2 千克以内。

孕中期胃口好，要特别注意体重问题

孕中期开始，胎宝宝迅速发育，孕妈妈的腹部也将明显凸起，这时孕妈妈的胃口变得好起来，体重增长以每周增加 0.5 千克以下为宜。饮食上注意要均衡，不偏食、不挑食，同时适度运动，在控制体重的同时也能为分娩做准备。

孕晚期体重上升快，每周增重要控制在 0.5 千克以下

孕晚期胎宝宝的发育较快，孕妈妈的体重上升也较快，大部分的体重都是在孕晚期长上来的，因此孕妈妈此时一定不要掉以轻心，不能听之任之，最好将体重控制在每周增长不超过 0.5 千克，及时调整饮食和运动。

多胞胎妈妈应增重更多吗

扫一扫，听音频

怀多胞胎应多增加营养

而对于怀有双胞胎或多胞胎的孕妈妈来说，一个人吃的饭几个人来分享，因此孕妈妈要比怀一个宝宝的孕妈妈摄取更多营养，以确保胎宝宝的生长发育。孕妈妈只有增加足够的体重，才能使胎宝宝们能长到健康的个头儿，否则会导致早产、宝宝出生体重过轻等问题。因此这类孕妈妈需要适当多吃点儿。饮食上可选择富含蛋白质、钙、铁、碳水化合物的食物，尤其是粗粮。

晨宝朵妈
经验谈

长肉也是一项挑战

我怀晨宝朵和阳果豆的时候，真的是既兴奋又紧张，就拿体重来说吧，只怀一个宝宝增加体重很容易，可是对于我，体重增加变成了一项挑战，肚子比一般人大，我总担心营养不够两个宝宝用。所以我除了每天少食多餐外，还服用膳食补充剂，结果证实我的营养补充得还是不错的，晨宝朵和阳果豆生下来的时候都在 3 千克上下。

多胎孕妈妈体重需增加的量

怀双胞胎或多胞胎的孕妇，应该增加多少体重才合适呢？对于 BMI 标准的孕妈妈来说，怀双胞胎需要增加 16.7～24.3 千克，增重太多容易增加罹患妊娠并发症的危险。如果怀孕前就超重，需要增加的体重应相应减少，不超过 22.5 千克为宜。

怀多胞胎一般需要服用膳食补充剂

加强营养能给多胞胎宝宝提供充足的营养，膳食补充剂对于胎宝宝的健康发育十分重要，因此怀双胞胎或多胞胎孕妈妈最好咨询专业的营养医师，调整饮食及适当摄入膳食补充剂。

饮食指南：长胎不长肉，应该怎么吃

扫一扫，听音频

两个人吃饭≠吃两个人的饭

胎宝宝主要通过胎盘从母体吸收养分，因此孕妈妈的营养直接关系胎宝宝的发育情况，注重饮食营养意义重大，可以说是“一人吃两人补”，但这里的两个人吃饭不等于吃两个人的饭，孕期饮食要重质、重营养均衡，而不是一味加量。

孕早期饮食，数量不一定要多，但种类要多

孕早期的饮食应注意食物的多样化，数量可以不多，但为了保证营养的全面，饮食的种类要丰富多样。

有孕吐反应的孕妈妈，可以通过少食多餐的方式进食多种多样的食物，以免妊娠反应引起营养缺乏，同时注重补充 B 族维生素，以帮助改善孕吐现象。

而没有妊娠反应的孕妈妈，进食量不必增加太多，跟孕前保持相当的水平即可，种类也要尽可能的丰富多样，孕早期体重不宜增加太多，以免后期控制体重有难度。

没有一种食物能满足人体所需的所有营养，孕期饮食更要注重均衡、多样化，孕妈妈可以在孕期膳食宝塔的基础上调整饮食，保证营养而全面

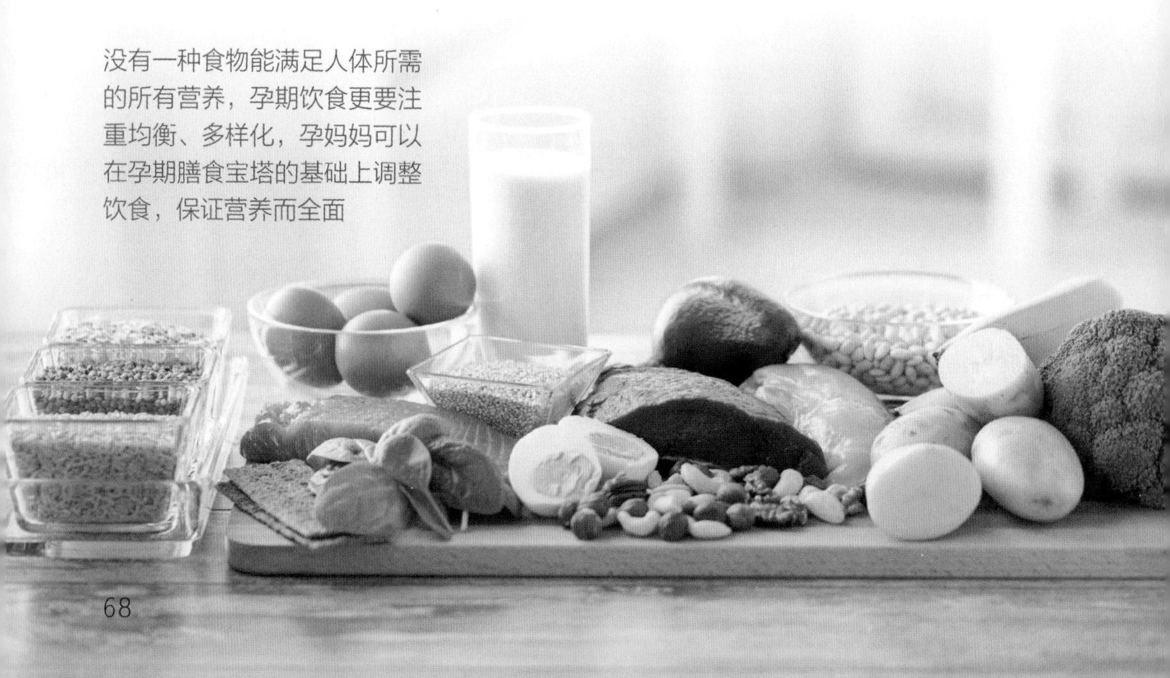

餐餐不过饱

孕妈妈吃饭千万不要吃到撑，可以每顿少吃一点，多吃几顿，这样总量是一定的，不要试图把一天的营养通过三顿饭吃下去，可以变成五顿或者六顿来吃，这样不但有助于缓解早孕反应，还能供给充足的营养。

细嚼慢咽能避免吃撑

细嚼慢咽能促使唾液分泌量增加，唾液中含有大量消化酶，可在食物进入胃之前对食物进行初步消化，有利于保护胃黏膜。细嚼慢咽可使食物进入肠胃的速度变慢，能使大脑及时发出吃饱的信号；如果进食过快，当大脑发出停止进食的信号时，往往已经吃得过饱，容易导致热量摄入过多，引发肥胖。

主食中要多点儿粗粮

适当增加粗粮的摄入，可以防止孕期便秘，还能防止体重增长过快。玉米、燕麦、荞麦、红豆、绿豆等都是很健康的粗粮，可以占全天主食总量的三分之一甚至一半。

水果糖分高，当加餐吃

很多孕妈妈认为孕期大量吃水果可以让胎宝宝皮肤好，其实水果不能过量食用，因为水果中糖分含量较多，进食过多容易引起肥胖。一般来说，每天最好吃 2 种不同的水果，总量不超过 200 克，并且最好当加餐吃。如果在此基础上多吃了水果，就要相应减少主食的摄入量，以维持每日摄入的总热量不变，以免引起肥胖。

体重增长过快要减少热量摄入

体重超标的孕妈妈要考虑减少碳水化合物的摄入，用蔬菜来补充。为预防碳水化合物摄入过量，孕妈妈可以在进餐时先进食蔬菜，将碳水化合物含量丰富的谷类等食物放到后面。此外，不要吃太多甜食。但是，体重超标的孕妈妈千万不能用节食的方法控制体重，否则对孕妈妈和胎宝宝的健康都不利。

体重增长过慢要适当加餐

孕妈妈若体重不达标，各类营养素都要适当均衡地增加摄入量。如果孕妈妈食量较小，可以减少一些蔬果的摄入，用富含碳水化合物和蛋白质的食物补充。另外，要增加一些零食，坚果和牛奶都是不错的选择，还可以喝些孕妇奶粉。实在吃不下饭的孕妈妈，需要遵医嘱补充药用维生素、矿物质等。但是，体重不达标的孕妈妈千万不要靠吃甜食来增重。

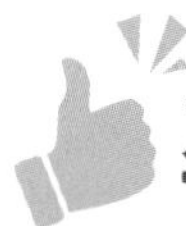

孕妈妈营养美食

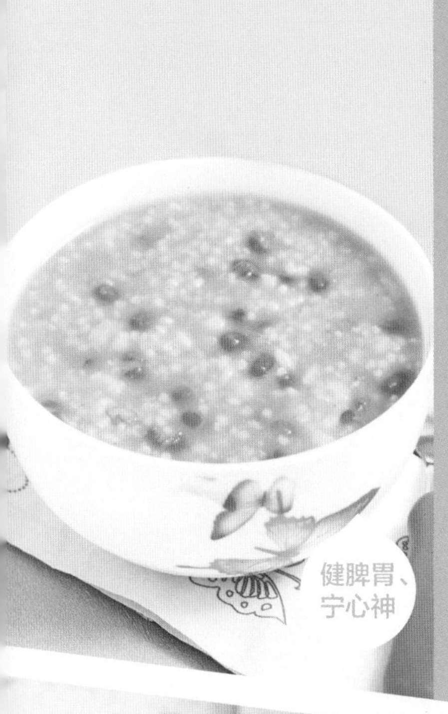

小米红豆粥

材料 红豆、小米各 50 克，大米 30 克。

做法

❶ 红豆洗净，用清水泡 4 小时，蒸 1 小时至红豆酥烂；小米、大米分别淘洗干净，大米用水浸泡 30 分钟。

❷ 锅置火上，倒入适量清水大火烧开，加小米和大米煮沸，转小火熬煮 25 分钟至粥稠。

❸ 将酥烂的红豆倒入稠粥中煮沸，搅拌均匀即可。

功效 小米可养胃健脾，其所含的色氨酸、钙等物质可促进睡眠、镇静心神，与养心的红豆搭配，有养心宁神的作用。

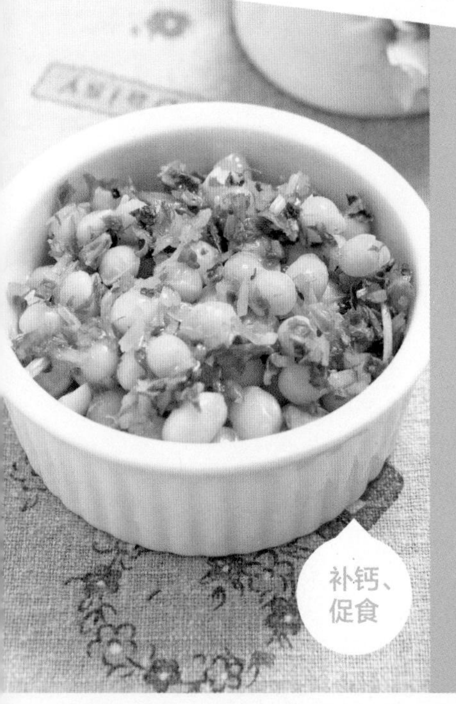

香椿豆

材料 香椿芽 50 克，泡发黄豆 100 克。

调料 盐 2 克，醋 4 克。

做法

❶ 香椿芽冲洗干净，放入加盐的沸水中焯烫一下，捞出放入冷水中冲凉，沥干水分。

❷ 将放凉的香椿芽切碎；将泡好的黄豆煮熟，凉凉，然后与香椿芽混合，加入盐、醋调味即可。

功效 整粒黄豆可为孕妈妈提供膳食纤维、卵磷脂、钙、大豆异黄酮等成分，有润肠通便、提高免疫力、补钙的作用。加入香椿芽，口感清香，促进食欲。

红烧带鱼

材料 净带鱼段 300 克，鸡蛋 1 个。

调料 葱段、姜片、蒜瓣、老抽、白糖、醋、料酒、淀粉各适量，盐 3 克。

做法

❶ 带鱼洗净，用料酒和盐腌渍 20 分钟；鸡蛋磕入碗内打散，将腌好的带鱼放入碗内；将老抽、白糖、料酒、盐、醋、淀粉和适量清水调成味汁。

❷ 锅置火上，倒油烧至六成热，将裹好蛋液的带鱼段下锅煎至两面金黄，捞出。

❸ 锅内留底油烧热，下姜片、蒜瓣爆香，倒入味汁，放带鱼段，烧开后转小火炖 10 分钟左右，汤汁浓稠时撒葱段即可出锅。

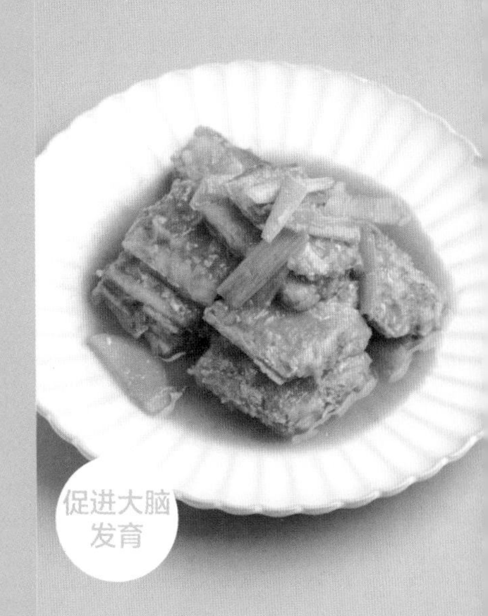

促进大脑发育

功效 带鱼的脂肪含量较高，且多为不饱和脂肪酸，有利于促进胎宝宝大脑发育。

白灼芥蓝

材料 芥蓝 400 克。

调料 葱丝、酱油各适量，白糖、盐各 2 克，香油少许。

做法

❶ 芥蓝洗净，去除根部粗皮，放入沸水中焯至断生后捞出。

❷ 将酱油、白糖、盐、香油和少许水调成白灼汁，倒入锅内烧开后浇在芥蓝上，撒葱丝即可。

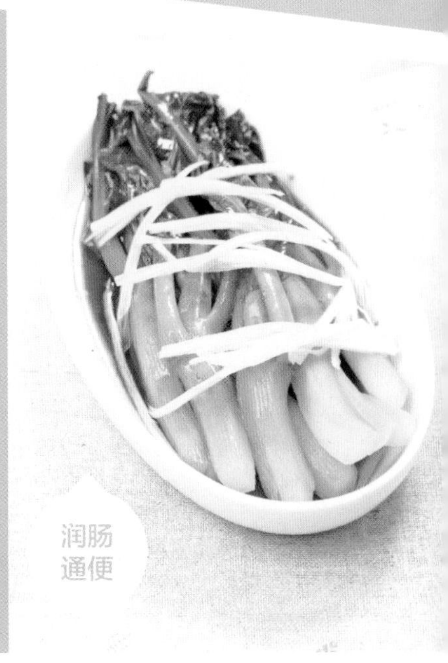

润肠通便

功效 芥蓝属于深色蔬菜，可为孕妈妈提供胡萝卜素、维生素 C 和膳食纤维等营养成分，有清热明目、润肠通便、帮助消化的功效。

安全运动：不当胖妈妈，就要多动动

扫一扫，听音频

运动准则

孕期饮食与运动是管理体重的两个重要手段，对于体重增长过快的孕妈妈来说，适当增加运动量，通过运动消耗热量，可以避免肥胖。

半蹲练习：锻炼腿部肌肉，避免脂肪堆积

1. 将两腿向左右方向大幅度分开，在这样的站立姿势下伸平双臂至肩部的高度。

2. 保持双臂平举，让双腿的夹角接近90度，然后下坐2次，将力量集中到臀部再向上提升2次。

平衡式瑜伽：锻炼协调性，有助瘦身

1. 右腿保持站立，左腿自膝盖处向后弯曲，上抬左脚跟贴靠到臀部。左手抓住左脚脚趾，再用手掌将左脚托住，这样可以使左脚跟触到臀部或靠近臀部。

2. 向前伸直右臂，手掌并拢，自下而上慢慢抬起至头侧，保持手臂伸直，手掌向前。

3. 保持身体平直，并保持右腿伸直，这样看起来，身体自上而下是在一条直线上的。

4. 保持这个姿势10秒钟，抬起的手臂慢慢放下，手掌始终保持绷紧；然后放下左腿，落地。休息10秒钟，换另一条腿练习。做此运动时注意不要勉强，防摔倒。

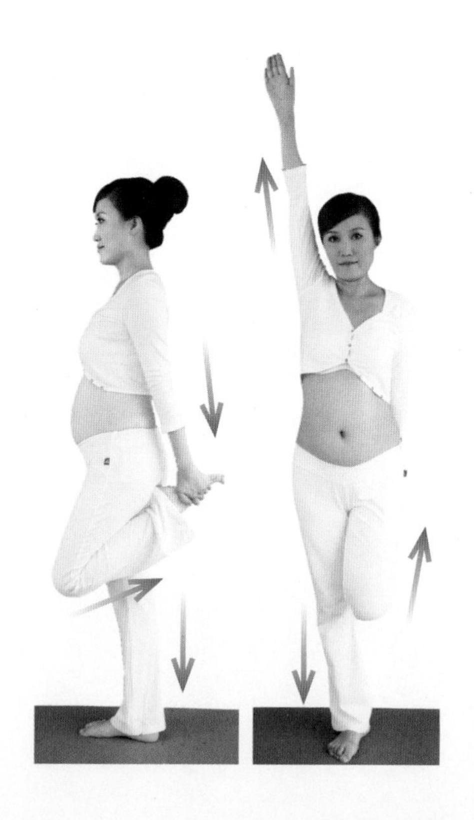

唐诗胎教：体会诗的意境美

扫一扫，听音频

准爸妈读读诗

准爸妈在散步或休息时，不妨吟诵美丽的诗句，让胎宝宝多接触一些诗歌中大自然的美好。例如，王维的诗歌造诣很高，被称为“诗中有画，画中有诗”，可以多多欣赏这些诗画合一的佳作。

春夜喜雨

好雨知时节，
当春乃发生。
随风潜入夜，
润物细无声。
野径云俱黑，
江船火独明。
晓看红湿处，
花重锦官城。

山居秋暝

空山新雨后，
天气晚来秋。
明月松间照，
清泉石上流。
竹喧归浣女，
莲动下渔舟。
随意春芳歇，
王孙自可留。

带着大宝学唐诗

家有大宝的，可以带着大宝读唐诗，既是对大宝的早教，也是对二宝的胎教，并且其乐融融，更添一份情趣。

专题

马大夫问诊室

扫一扫，听音频

孕期长胖点，生完孩子奶水就多吗？

马大夫答：孕期合理营养是可以为产后泌乳做准备的，但是并不是孕期体重增长越多产后奶水就越多。产后的奶水受开奶时间、哺乳姿势和方法、饮食、心情以及个人体质的影响，并不取决于孕期长胖的程度。孕期要均衡饮食，保持合理的体重增长，这样才有助于产后泌乳。

照 B 超会伤害胎宝宝吗？

马大夫答：B 超不存在电离辐射和电磁辐射，是一种声波传导，对人体组织没有什么伤害，一般来说，如果不是频繁地、长期地照 B 超就不会伤害胎宝宝。

孕期要注意补碘吗？

马大夫答：孕妈妈如果碘摄入不足，所生成的甲状腺激素无法满足胎宝宝的需要，可能会影响其发育，严重的会损害胎宝宝的神经系统。所以建议孕妈妈食用碘盐，同时每周吃 1~2 次海带等含碘高的海产品，但也不要过量食用，保证每天的碘摄入量在 230 微克就够了。建议孕妈妈定期做尿碘检测，尿碘含量为 150~249 微克 / 升为适量范围，一旦摄入不足要及时纠正。

怀孕第 3 个月长了 4 千克，算在体重增长里吗？

马大夫答：当然要算在整个孕期体重增长中，不能抛开。而且 4 千克都是长在你自己身上，而不是长在胎儿身上，你要做的是去看营养门诊，开出营养餐单，合理控制饮食和体重，别让后几个月体重飞速猛增。

PART 4

怀孕第 4 个月

（孕 13～16 周）

步入平稳的孕中期

扫一扫，听音频

孕妈妈

子宫增大

乳房明显胀大，乳晕颜色加深且直径有所增大。

下腹部微微隆起，腹围增加约 2 厘米。

子宫如小孩头部般大小。

胎盘已形成，羊水快速增加。

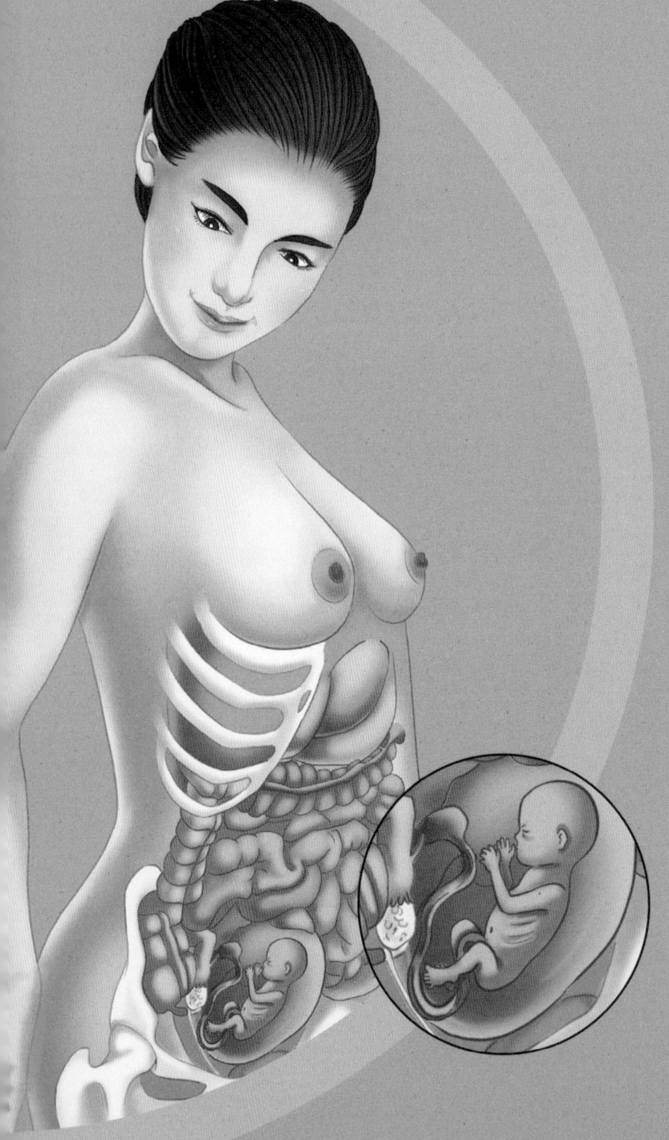

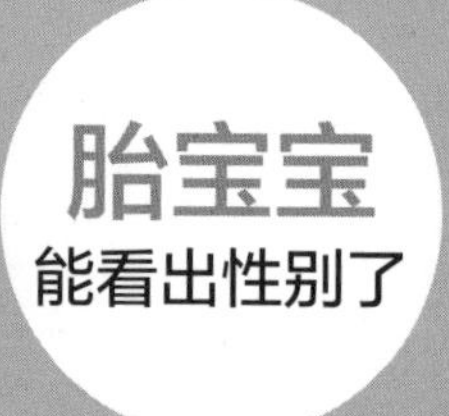

眼睛：眼睑长成，且覆盖在眼睛上。

毛发：脸上出现细小的绒毛，身体覆盖着细小松软的胎毛。

骨骼和肌肉：慢慢发达。

肾和输尿管：发育完成，开始有排泄现象。

四肢：胳膊和腿能做轻微活动了。

内脏：大致发育成形。

心脏：通过多普勒可检测到胎心音了。

生殖器：快速发育，能看出男孩女孩了。

越来越像个孕妇了

扫一扫，听音频

迫不及待想穿孕妇装

都说怀孕的女人最美丽，女性在怀孕期间会散发出母性的光辉，尤其对于越来越注重生活品质的现代女性来说，都希望自己在孕期依然迷人，有“孕味”，所以很多孕妈妈都会为自己选几身漂亮的孕妇装。随着孕妈妈子宫的逐渐增大，原来的衣服开始变得不合体，现在孕妈妈终于可以穿期待已久的漂亮孕妇装了。

选购什么样的孕妇装

款式怎么选

上衣宜选宽松的，忌选紧身的。裤子宜选能自由调节松紧度的，不要束缚太紧。内衣和内裤要选择大码的，不能穿着过紧，胸罩最好选择前开式的。孕妈妈不宜穿高跟鞋和高筒靴，最好穿鞋底软、带约 2 厘米跟的鞋。

什么面料最好

孕妈妈的衣服最好选天然面料的，比如棉、麻、真丝等，可根据个人喜好选择。棉质衣物轻松柔软，透气性好，内衣、内裤和衬衫等适合选棉质的；麻布可吸湿、透气性好，但是质地粗糙、生硬，普通夏装可选购麻质的；丝绸轻薄、柔软，但是不够结实，易破损，夏季连衣裙可选丝绸质地的。

此时若有乳汁分泌不必惊慌

这个月孕妈妈的乳房会明显增大，乳头和乳晕的颜色进一步加深，有时乳头还会有少许淡黄色液体溢出，这是正常的，不要去挤捏乳头。擦洗时要注意保护乳头，不要太用力。

如果乳头凹陷，或者乳头过大、过小，需要在医生指导下进行矫正。但刺激乳房可能会引起子宫收缩，有过流产史的孕妈妈可以等胎儿大一些再矫正。

子宫迅速增大，开始测宫高和腹围

宫高、腹围反映胎宝宝发育情况

孕妈妈的宫高、腹围与胎儿的大小关系非常密切。孕早期、孕中期时，每月的增长都有一定的标准，通常每周宫高生长1厘米。到孕晚期，通过测量宫高和腹围，来判断胎儿的体重。

所以，每次做产前检查时都要测量宫高和腹围，以估计胎儿的宫内发育情况，同时需要根据宫高妊娠曲线判断胎儿是否发育迟缓或是巨大儿。

宫高能说明什么

通过测量宫高，如发现与妊娠周数不符，过大或过小都要寻找原因，如做B超等检查，确定有无双胎、畸形、死胎、羊水过多或过少等问题。

腹围能说明什么

孕妈妈从孕16周开始，可以测量腹围了。测量时，取立位，以肚脐为准，水平绕腹一周，测得的数值就是腹围。

测量腹围可以了解宫腔内的情况及子宫大小是否符合妊娠周数。正常单胎，因为每个孕妈妈高矮、胖瘦不同，测量宫高、腹围差别较大，所以胎儿生长情况只能以个体的监测数据变化进行比较。

腹围的增长规律

孕妈妈整个孕期腹围的增长遵循着一定的规律。从孕16周开始测量，其增长规律是：孕20~24周时，腹围增长最快，每周可增长1.6厘米；孕25~36周时，腹围每周增长0.8厘米；孕36周以后，腹围增长速度减慢，每周增长0.3厘米。如果以妊娠16周测量的腹围为基数，到足月，平均增长21厘米。单纯腹围测量值并不能作为胎儿发育的指标，应该动态观察腹围增长情况。

只要医生没有额外提示或说明，即使腹围不按数值增长，孕妈妈也不必担忧。因为受胖瘦、进食情况等影响，每个孕妇的腹围增长情况并不完全相同。

怎样测宫高

孕妈妈的子宫底从耻骨联合处由下向上逐渐升高，到了这个月末，可能会达到耻骨与脐之间。一般来说，从孕 16 周可以测量宫高了。

从下腹耻骨联合处上方至子宫底间的长度即为宫高，它的增长规律是：孕 16～36 周时，宫高每周增长 0.8～1.0 厘米，平均增长 0.9 厘米，在 36 周时达到最高点；孕 37～40 周，宫高会恢复到孕 32 周的高度，因为随着预产期的临近，子宫开始下降，胎儿的头部也已大部分降入骨盆。

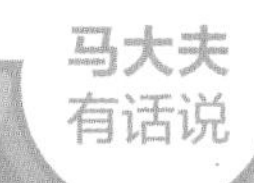

马大夫有话说

看到别人的肚子比你大，也不要着急

有的人显怀早，至于为什么有的孕妈妈显怀很早，有可能是因为孕妈妈太瘦、腹部肌肉松弛、饮食过量、胃胀气、怀了双胎甚至多胎，除此之外还有一种可能那就是算错日子了，总有迷糊的准爸妈会把怀孕的天数算错。

孕期的宫高变化

❶ **妊娠 12 周末：**
在耻骨联合上 2～3 厘米

❷ **妊娠 16 周末：**
在耻骨联合与肚脐之间

❸ **妊娠 20 周末：**
在脐下 1～2 横指

❹ **妊娠 24 周末：**
平脐或者脐上 1 横指

❺ **妊娠 28 周末：**
在脐上 2～3 横指

❻ **妊娠 32 周末：**
在肚脐与剑突之间

❼ **妊娠 36 周末：**
在剑突下 2～3 横指

❽ **妊娠 40 周末：**
下降至妊娠 32 周的高度

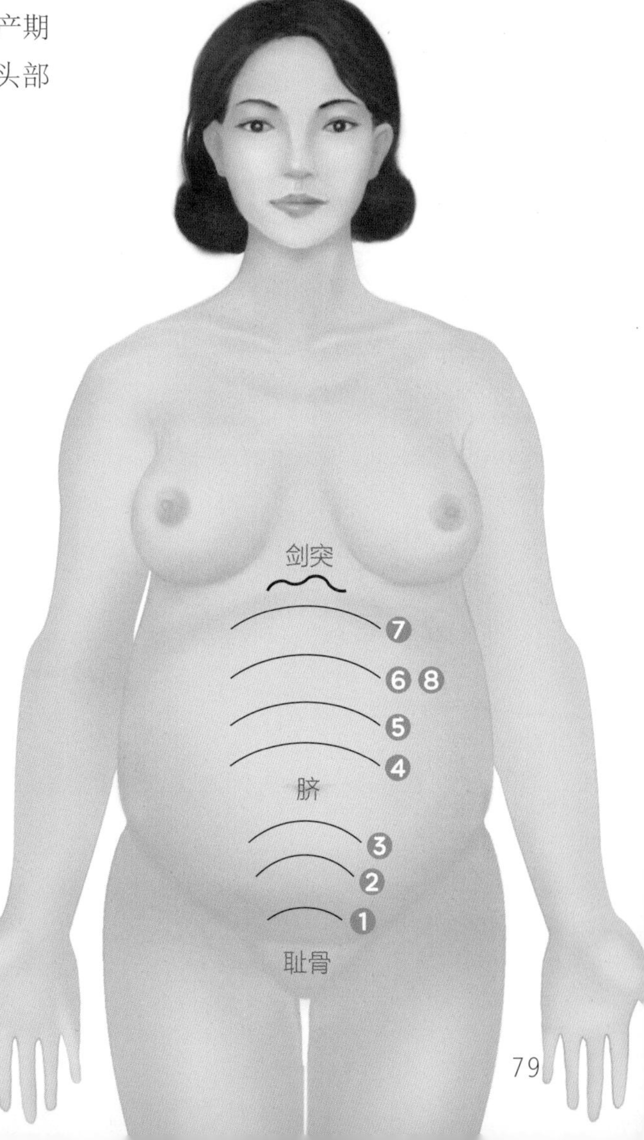

15～20 周做唐氏筛查

扫一扫，听音频

什么是唐氏筛查

唐氏筛查（简称“唐筛”）一般是抽取孕妈妈2～5毫升的血液，检测血清中甲胎蛋白（AFP）和人绒毛膜促性腺激素（HCG）的浓度，还有游离雌三醇（uE3），结合孕妈妈的预产期、年龄、体重和采血时的孕周，计算出“唐氏儿”的危险系数。

教你看懂唐氏筛查报告单

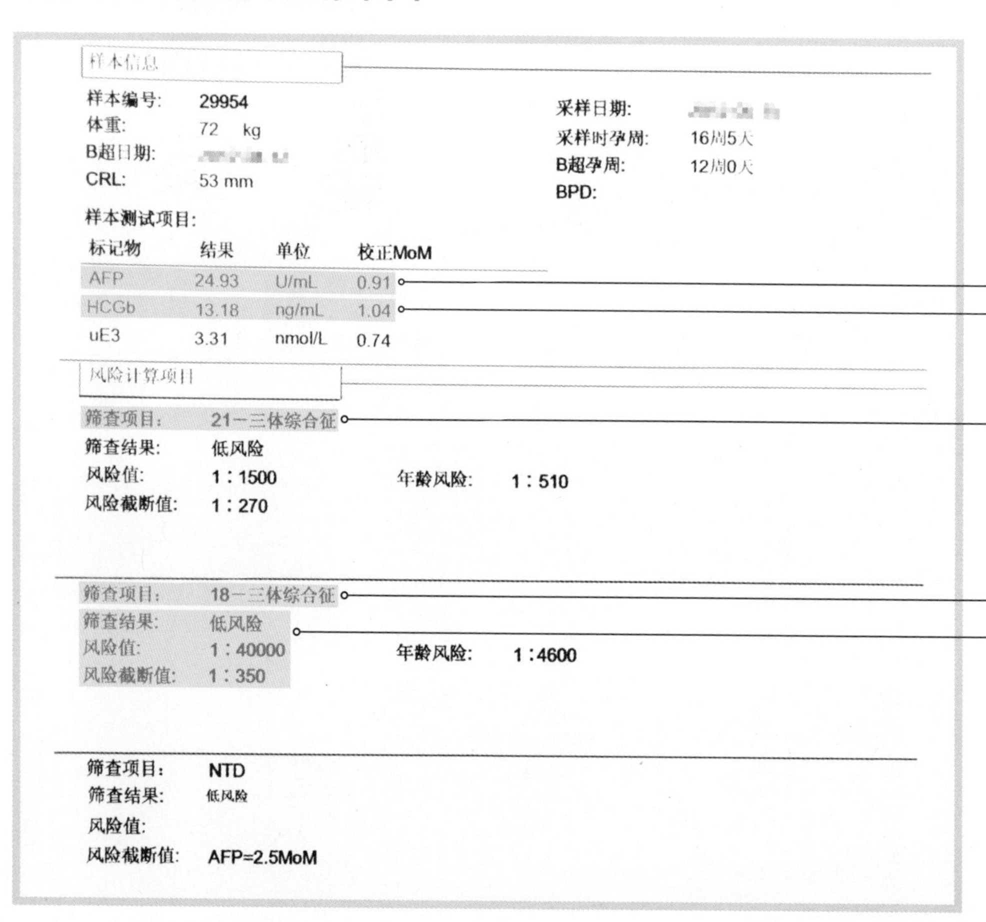

样本信息

样本编号: 29954
体重: 72 kg
B超日期:
CRL: 53 mm
采样日期:
采样时孕周: 16周5天
B超孕周: 12周0天
BPD:

样本测试项目:

标记物	结果	单位	校正MoM
AFP	24.93	U/mL	0.91
HCGb	13.18	ng/mL	1.04
uE3	3.31	nmol/L	0.74

风险计算项目

筛查项目: 21－三体综合征
筛查结果: 低风险
风险值: 1∶1500
年龄风险: 1∶510
风险截断值: 1∶270

筛查项目: 18－三体综合征
筛查结果: 低风险
风险值: 1∶40000
年龄风险: 1∶4600
风险截断值: 1∶350

筛查项目: NTD
筛查结果: 低风险
风险值:
风险截断值: AFP=2.5MoM

AFP

女性怀孕后胚胎干细胞产生的一种特殊蛋白，作用是维护正常妊娠，保护胎宝宝不受母体排斥，起到保胎作用。这种物质在怀孕第 6 周就出现了，随着胎龄增长，孕妈妈血中的 AFP 含量越来越多。胎宝宝出生后，妈妈血中的 AFP 含量会逐渐下降至孕前水平。

HCG

即人绒毛膜促性腺激素，医生会结合该数据和其他指标，连同孕妈妈的年龄、体重及孕周等，计算出胎宝宝患唐氏综合征的危险度。

21- 三体综合征

风险截断值为 1：270。此项检查结果为 1：1500，远低于风险截断值，表明患唐氏综合征的概率很低。

18- 三体综合征

风险截断值为 1：350。此项检查结果为 1：40000，远低于风险截断值，表明患唐氏综合征的概率很低。

筛查结果

“低风险”表明胎儿异常的风险低，“高风险”表明胎儿异常的风险高。即使结果出现了高风险，孕妈妈也不必过于惊慌，因为高风险人群中也不一定都会生出唐氏儿，还需要进行羊水细胞染色体核型分析确诊。

马大夫有话说

高龄孕妈妈应直接做羊水穿刺

医学上将年龄在 35 岁以上的孕妇称为高龄孕妇，高龄孕妇怀有染色体异常胎儿的概率大大增加，属高危人群，普通产检做的唐氏筛查只是筛查实验，并且有一定的假阴性率，而羊水穿刺可以收集到胎儿的脱落细胞，通过培养进行染色体数目及形态鉴定，所以大部分产科医生会建议高龄孕妇直接做羊水穿刺检查进行胎儿染色体疾病的确诊。

高风险就意味着是唐氏儿吗

唐氏筛查是根据母血指标来推测胎儿情况，母血中的生化指标会受到很多因素干扰，这些因素使得唐氏筛查的结果不可能很精确。高风险也不一定就会生出唐氏儿，当然，并非中度风险和低风险的孕妇就不会生出唐氏儿。但从筛查数据看，大多数唐氏儿是在唐氏筛查判定为高风险的孕妇中诊断出来的。

如果唐筛结果诊断为高风险，孕妈妈还需要做羊水穿刺，以确认胎儿是否是唐氏儿。

错过 15～20 周需直接做羊水穿刺

一般 35 岁以内的孕妈妈做唐氏筛查最佳的检测时间是孕 15～20 周，因为无论是提前或是错后，都会影响唐氏筛查结果的准确性。错过这段时间可能需要直接做羊水穿刺（又叫“羊膜腔穿刺”）。如果在筛查过程中，医院的报告确定是高风险，医生也会建议做羊水穿刺。

唐氏筛查最好在什么时候做

唐氏筛查是在孕 15 周到孕 20 周 +6 天（即孕 20 周零 6 天）之间进行，只有在准确的孕周进行检查才能起到筛查的作用。考虑到后续有可能还要进行无创基因筛查、羊水穿刺等产前诊断，建议在孕 15～16 周进行为好。

唐氏筛查高风险怎么办

筛查与诊断不同，不具有重复性，因此不建议唐氏筛查高风险的孕妇重复进行筛查检测，要想知道胎儿是否真的患有该病，应当进行产前诊断。目前常用于诊断胎儿染色体异常的诊断方法包括羊水穿刺、无创 DNA 产前检测（无创基因筛查）。和筛查一样，进行产前诊断是完全自愿的。但是如果筛查“高风险”而不做诊断，将无法判断胎儿是否患病。

一定要重点看

唐氏筛查高风险，需进一步做羊水穿刺

扫一扫，听音频

羊水穿刺是一种什么样的检查

羊水穿刺，即羊膜腔穿刺检查，是最常用的侵入性产前诊断技术。胎儿染色体异常，如果不伴有结构异常，B 超就检查不出来，而通过羊水穿刺获取胎儿细胞，然后进行胎儿染色体核型分析，可以诊断胎儿染色体疾病，比如唐氏综合征。

羊水穿刺怎么做

羊水穿刺是在 B 超的引导下，将一根细长针通过孕妈妈的肚皮，经过子宫壁进入羊水腔，抽取羊水进行分析检验。羊水中会有胎儿脱落的细胞，通过对这些细胞的检验分析，可以确认胎儿的染色体细胞组成是否有问题。羊水穿刺主要是检查唐氏综合征，而有些基因疾病也能通过羊水穿刺得到诊断，如乙型海洋性贫血、血友病等。

> 宝石妈经验谈
>
> **还有一种是快速羊穿检查**
>
> 还有一种检查 FISH（也称为快速羊穿检查），所检查的染色体为 13、18、21、X、Y，7 个工作日左右出结果。

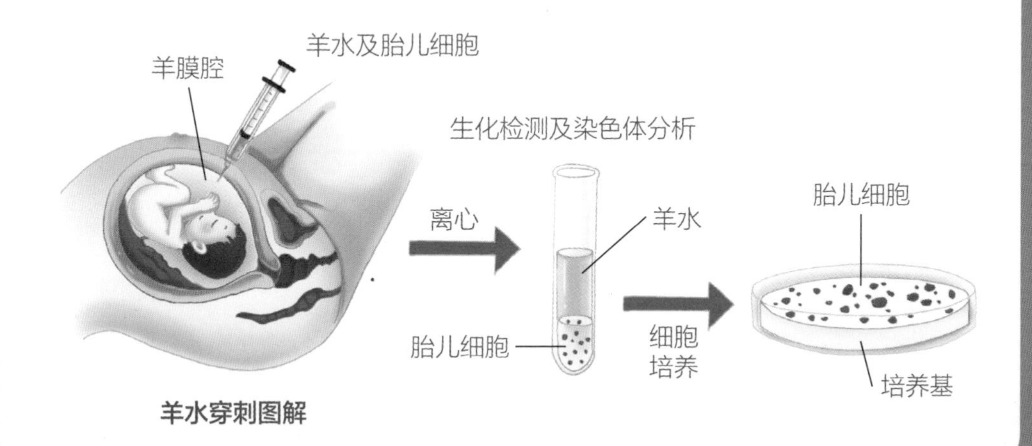

羊水穿刺图解

羊水穿刺容易引起流产吗

羊水穿刺虽然是侵入性检查，但穿刺过程全部由超声波监控，一般情况对胎儿不会造成伤害，只会稍微提高流产概率，约为 0.3%。怀孕 4 个月时，羊水量至少会有 400 毫升，而羊水穿刺时只抽走 20 毫升左右，胎儿之后又会再制造，所以危险度非常低。

羊水穿刺的最佳时间

羊水穿刺手术的最佳时间是孕 14～23 周，报告结果约在 2 个月以后才可获得。如果小于 14 周进行羊水穿刺，此时羊水较少，会增加手术风险；如果超过 23 周进行穿刺，检验结果出来时胎儿已经过大，此时中止妊娠会有很大风险。

做完羊水穿刺手术后需要注意什么

羊水穿刺后，当天不要洗澡，在扎针的地方可能会有痛感，也有人可能会有一点点阴道出血或分泌物增加。不过，只要稍微休息几天，症状就会消失，不需要服用任何药物。但要注意，如果疼痛剧烈或发热，就要赶快就医。

马大夫有话说

羊水穿刺与无创 DNA 检测，如何选择

羊水穿刺的优缺点：

- 羊水穿刺是有创检查，需要在肚子上扎一针，抽取胎宝宝的羊水检测，能一次检测全部 46 条染色体，检查结果提示风险高低。
- 目前羊水穿刺的技术很成熟，但也有一定的危险性，有造成流产的可能。

无创 DNA 检测的优缺点：

- 无创 DNA 是抽血检测，没有危险性。
- 无创 DNA 检测不像羊水穿刺能筛查所有的染色体，它主要筛查 21.18.13- 三体疾病。如果怀疑其他染色体有问题，需要通过羊水穿刺再次确认。也就是说无创 DNA 检测在某种程度上是取代不了羊水穿刺的。

另外需要特别说明的是，以下孕妇不宜做无创基因筛查：有直接产前诊断指征的孕妇；双胎或多胎孕妇；夫妇双方有明确染色体结构异常；胎儿怀疑有微小缺失综合征或其他染色体异常。对于一些唐氏高危人群，该做无创还是做羊水穿刺需要综合考虑。

胎动：孕妈妈和胎宝宝最初的交流

扫一扫，听音频

孕16~20周可以感受到胎动

大多数孕妈妈在第16~20周会兴奋地感觉到胎动。对于初次怀孕的孕妈妈来说，所感受到的胎动就是一种轻柔的敲击样感觉，又像是肚子里咕噜咕噜冒气泡。第一次胎动，往往是在不经意间悄然进行的，因为胎宝宝的动作是那么轻柔，又像是“肚子串气”，容易被孕妈妈忽视。不过，因为会紧跟着有第二下、第三下，孕妈妈就知道是胎宝宝在和自己交流了。这是母子间特有的沟通方式，孕妈妈不要忘了将初感胎动的时间记录在案哦！

二孩妈妈更容易感受到胎动

胎动现象其实早就产生了，据研究，胎儿在妊娠8周以后，至少13分钟就会有一次胎动，只是早期孕妈妈感受不到而已。二孩孕妈妈感受胎动的时间较早，一般在16~18周就能感到胎动，头胎孕妈妈会在18~20周感到胎动。

胎动是什么感觉

孕妈妈对胎动的感觉并不是一样的。有的孕妈妈感觉像鱼在水里游，有的感觉像鸟儿在飞，有的感觉像小猪一样在拱、像青蛙在跳，还有的感觉像血管在搏动等。这些描述都是孕妈妈的主观感受，并不能说明胎儿是如何动的。

胎动最初少而轻微，17周以后逐渐频繁

刚开始感到胎动的时候，胎动是很轻微的，因为胎宝宝的运动量不是很大，动作也不剧烈，没有经验的孕妈妈会忽略它。如果孕妈妈的胎动比较早，那么17周以后就应该能感觉到胎动变得越来越有劲，也越来越频繁了。

饮食指南：孕妈妈胃口好起来，合理补营养

扫一扫，听音频

胎儿甲状腺开始发育，适量吃些海产品补碘

在怀孕第 14 周左右，胎宝宝的甲状腺开始发育。而甲状腺需要碘才能发挥正常的作用。孕妈妈如果碘摄入不足，胎宝宝出生后甲状腺功能低下，会影响中枢神经系统，特别是大脑的发育。

孕妈妈每天宜摄入 230 微克碘。鱼类、贝类和海藻类等海产品是含碘比较丰富的食物，孕妈妈适宜多食。一般孕妈妈只要坚持食用碘盐，同时每周吃 1～2 次海带、紫菜、虾等海产品就基本能保证足够的碘摄入了。

缺碘、碘补过了都不好，一般来说，如果孕妈妈不缺碘，就不用特别补。

多吃深色水果，摄取植物化学物

水果具有低脂肪、高膳食纤维、高维生素和矿物质的特点，孕妈妈经常吃水果有益于预防孕期慢性病。深色水果含有更多的植物化学物，如花青素、番茄红素等，可以减轻妊娠斑，是孕妈妈的聪明选择。常见的深色水果有葡萄、桑葚、草莓、芒果等。

多吃富含维生素 C 的食物，预防妊娠纹

妊娠纹通常是怀孕 4 个月之后逐渐出现的，在孕妈妈的脐下、耻骨部位、大腿内侧、腰两侧以及下腹两侧出现。想要预防妊娠纹，孕妈妈一定要把握先机，在孕中期就开始预防。

维生素 C 能增加细胞膜的通透性和皮肤的新陈代谢功能，淡化并减轻妊娠纹，因此孕妈妈可以多吃富含维生素 C 的食物，如猕猴桃、鲜枣、橘子、胡萝卜、彩椒等。

孕中期，增加蛋白质的摄入

扫一扫，听音频

孕妈妈体内缺乏蛋白质有哪些危害

孕妈妈体内如果长期缺乏蛋白质，就无法适应子宫、胎盘、乳腺组织的变化，尤其是在孕晚期，会因血浆蛋白降低而引起水肿，并且会造成胎宝宝生长发育迟缓，出生体重过轻，甚至影响其智力发育。

优质蛋白质的动物性食物来源

动物性食物中的肉、禽、鱼、蛋、奶及奶制品都是蛋白质的良好来源，能提供人体必需的氨基酸。

肉类的选择建议是多吃瘦肉，不要吃肥肉。还可选去皮禽肉、鱼类等。一周之内要吃2次深海鱼，比如三文鱼、金枪鱼、秋刀鱼等富含DHA的鱼类，有利于胎宝宝大脑发育。

奶制品应优先选择酸奶，这里所说的酸奶是指含有益生菌的原味酸奶；其次考虑鲜奶。孕妈妈还可以适当选用孕妇奶粉。

优质蛋白质的植物性食物来源

植物性食物中的豆类、坚果、谷类等也含有蛋白质，其中大豆及其制品中的蛋白质可提供人体所需的必需氨基酸，其他植物蛋白不能提供全部的必需氨基酸，但多种食物混合食用可以实现互补。将豆类和谷类混合食用，比如馒头配红豆豆浆，它们的蛋白质营养几乎和牛肉相当。

每天吃多少食物能达到蛋白质需求量

一般来说，孕中期每天吃2份动物蛋白、1份植物蛋白，即可满足蛋白质需要。

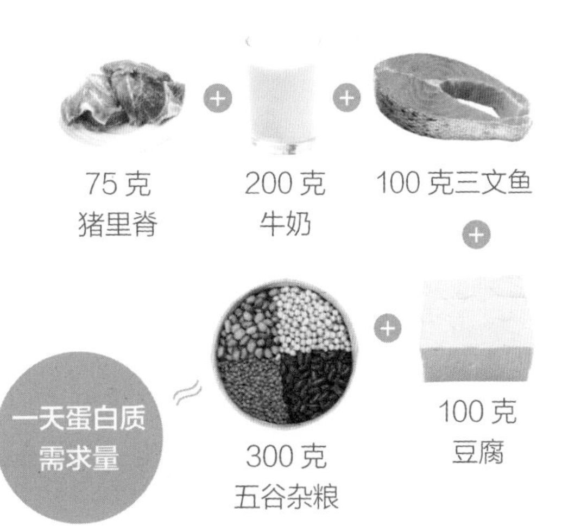

孕妈妈营养美食

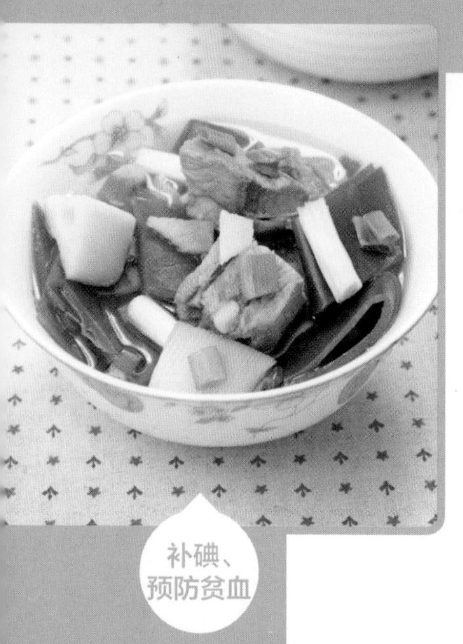

补碘、预防贫血

海带排骨汤

材料 猪排骨 250 克，水发海带 150 克，莲藕 100 克。

调料 盐 3 克，葱段、姜片、料酒、香油各适量。

做法

❶ 海带洗净，蒸约半小时，取出，切长方块；排骨洗净，横剁成段，焯水后捞出，用温水洗净；莲藕去皮，洗净，切块。

❷ 锅内加入适量清水，放入排骨段、莲藕块、葱段、姜片、料酒，用大火烧沸，撇去浮沫，转中火焖烧约 50 分钟，倒入海带块，再用大火烧沸 10 分钟，加盐调味，淋入香油即可。

功效 海带含有较多的碘，有利于胎宝宝的智力发育；猪排骨中的铁含量较高，可以帮助孕妈妈预防缺铁性贫血。

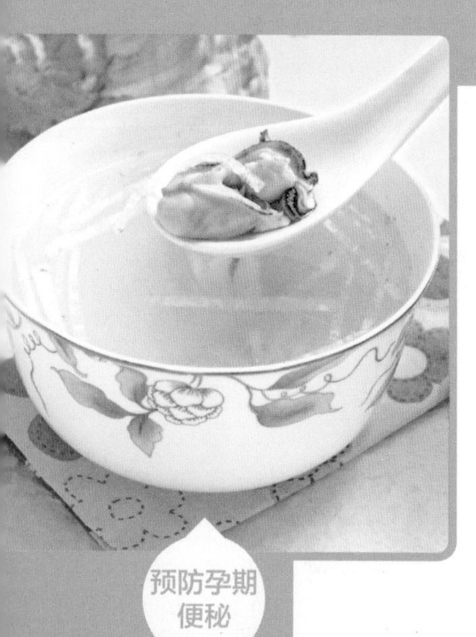

预防孕期便秘

牡蛎萝卜丝汤

材料 白萝卜 200 克，牡蛎肉 50 克。

调料 葱丝、姜丝各 10 克，盐 2 克，香油少许。

做法

❶ 白萝卜去根须，洗净，去皮，切丝；牡蛎肉洗净泥沙。

❷ 锅置火上，加适量清水烧沸，倒入白萝卜丝煮至九成熟，放入牡蛎肉、葱丝、姜丝煮至白萝卜丝熟透，用盐调味，淋上香油即可。

功效 牡蛎中的锌含量相对较高，锌可以促进胎宝宝生长和大脑发育，还可以防止孕妈妈倦怠；白萝卜中的芥子油和膳食纤维能够促进胃肠蠕动，润肠通便，改善孕期便秘。

豌豆牛肉粒

材料 豌豆150克，牛肉100克，红彩椒10克。

调料 蒜片、料酒、生抽各10克，水淀粉20克，鸡汤40克，盐2克，姜片、香油各5克。

做法

① 豌豆洗净；牛肉洗净，切粒；红彩椒斜切成圈，备用。

② 牛肉粒中加入料酒、盐和水淀粉拌匀腌渍15分钟。

③ 锅中水烧开，放入豌豆焯烫30秒，盛出过凉，捞出沥干水分待用。

④ 锅中倒油烧热，放入蒜片、姜片和红彩椒圈爆香，倒入腌好的牛肉粒翻炒片刻，加入豌豆，调入生抽、鸡汤和水淀粉翻炒均匀，淋入香油即可。

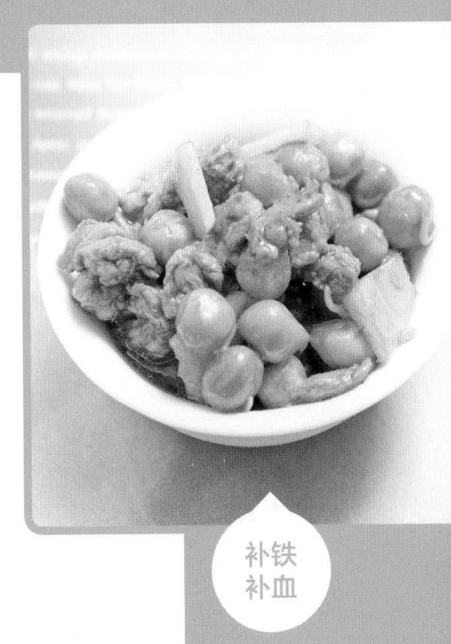

补铁
补血

土豆蒸鸡块

材料 鸡肉150克，土豆200克，米粉50克，红彩椒、柿子椒各20克。

调料 姜片、老抽各5克，豆瓣酱10克，盐2克。

做法

① 鸡肉洗净，剁小块，用姜片、盐、老抽腌渍片刻；土豆洗净，去皮，切滚刀块。土豆块、鸡块中加豆瓣酱、米粉和油拌匀；红彩椒、柿子椒洗净，切丝。

② 蒸锅加水烧热，将鸡块铺在碗底，土豆块铺在上面，蒸约40分钟至熟。反扣在盘子里，撒上柿子椒丝、红彩椒丝即可。

功效 土豆富含膳食纤维，能宽肠通便，预防便秘；鸡肉富含优质蛋白质，有温中益气、补精填髓、补虚损的功效。

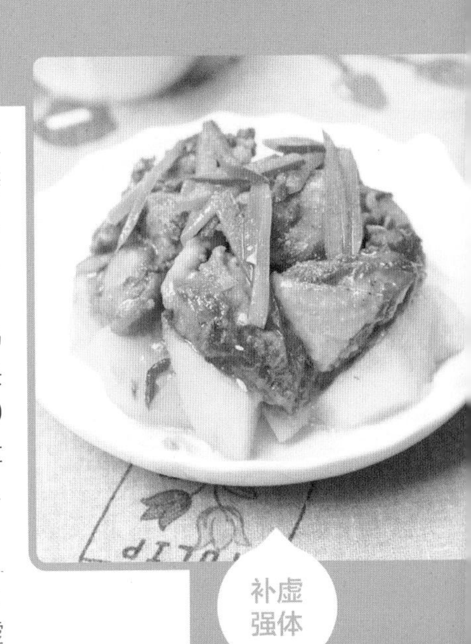

补虚
强体

安全运动：逐渐增加运动量

扫一扫，听音频

运动准则

1. 随着胎宝宝的长大，他在子宫里更加稳定了，此时孕妈妈如果没有不适，可适当增加运动量。
2. 不要在太热或太冷的环境下运动，因为孕妇体温过高或过低都会影响胎儿发育。

做做有氧操

孕妈妈多呼吸呼吸新鲜空气，能一扫烦躁的情绪，也能使腹中胎宝宝的大脑得到更好发育。建议孕妈妈多做做有氧操。

分步动作

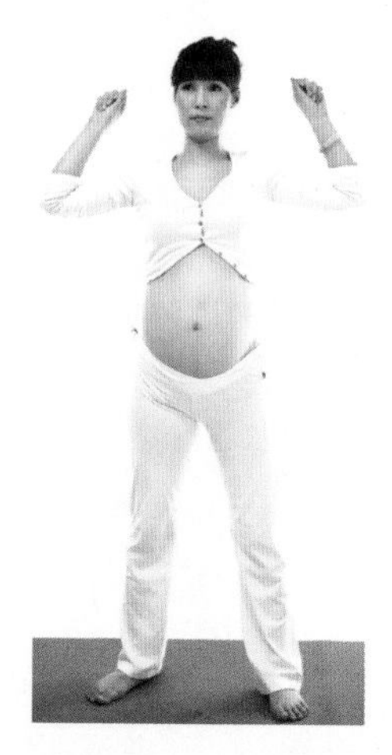

❶ 双臂上抬至肩膀，上身朝左右转动。

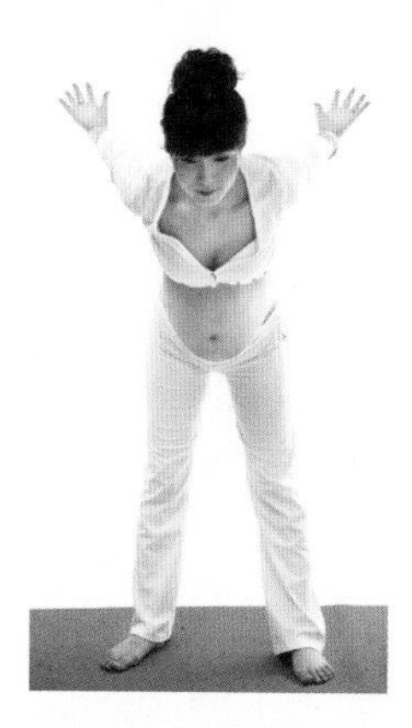

❷ 手臂向后伸展，上身弯曲与地面平行，抬起头。

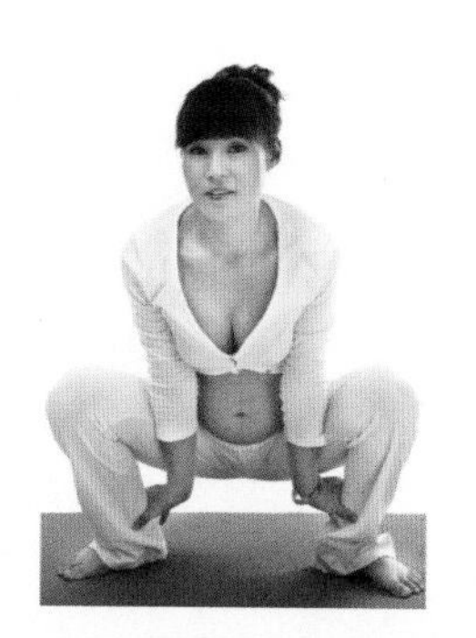

❸ 双脚用力分开，蹲下，双手抓住跟腱处。

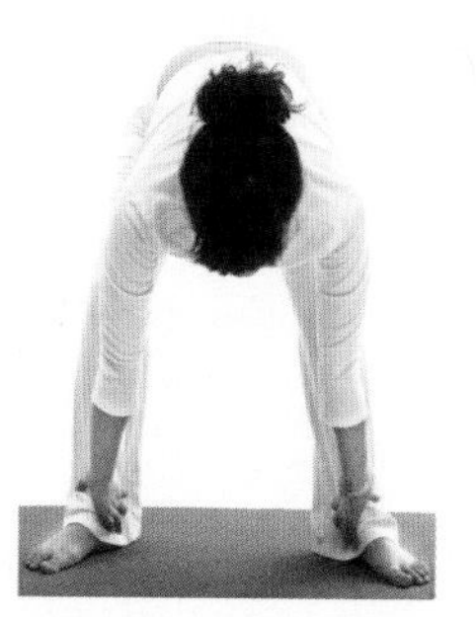

❹ 两脚分开，膝盖伸直，双手抓住两脚踝。

语言胎教：跟胎宝宝聊聊天

扫一扫，听音频

给胎宝宝取个可爱的小名

刚开始对腹中的胎宝宝说话，可能会觉得不太自然，就像自言自语一样。尤其是不知如何称呼胎宝宝，如果叫“孩子”，会显得生硬，不够亲切。不如给他起一个可爱的小名，叫着他的名字，接下来的过程就会轻松自然许多。但名字最好不要有性别倾向，因为这代表了父母对宝宝真实性别的尊重态度。

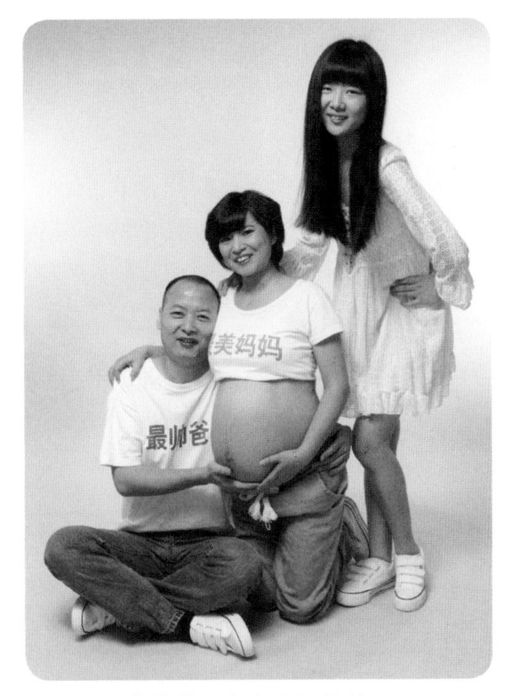

准爸爸和大宝参与胎教，能让孕妈妈感觉很温馨

把每天的趣事儿说给胎宝宝听

孕妈妈可以分享自己的心情，也可以说说天气，或者说一说你今天都做了什么事儿等，所有让你感觉快乐有趣的话题都可以说。

准爸爸让胎宝宝多听听自己的声音

准爸爸的声音对胎宝宝有着特殊的吸引力，所以，空闲下来的时候，准爸爸应该积极地让胎宝宝听一听自己的声音，努力使彼此之间熟悉起来，培养与宝宝的感情。

鼓励大宝和二宝聊聊天

怀二孩的孕妈妈要鼓励大宝和肚子里的二宝互动。可以让大宝与肚子里的弟弟或者妹妹对话、聊天、唱歌，也可以讲故事等，让大宝觉得他（她）的地位很重要，有做哥哥（姐姐）的责任感，这样二宝出生以后会和大宝的关系更好。

专题

马大夫问诊室

扫一扫，听音频

很多孕妈妈3个月以后就不吐了，为什么我反而吐得更厉害了？

马大夫答：孕妈妈在孕早期会出现如食欲缺乏、呕吐等早孕反应，这是孕妈妈特有的正常生理反应，通常会在孕12周左右自行缓解。但也有的孕妈妈会出现孕吐提前开始、迟迟不缓解的情况，如果呕吐不是特别严重，都是正常的。如果呕吐、恶心严重，建议到医院检查，排除是否有其他病理情况。柠檬汁、苏打饼干等食物对改善孕吐有益。

宫高与预测的孕龄不符怎么办呢？

马大夫答：在做产前检查时，医生就会给你一个宫底高度（宫高）的标准答案，并判断是异常情况还是个体差异，如果你的宫高与预测的孕龄不符，主要是观察自身变化，只要宫高随着孕周增长而逐渐增高，胎儿大小合适，就没有问题。医生若没有建议你做进一步检查，就不用担心。

4个月以后能有性生活吗？

马大夫答：孕中期是可以有性生活的，但建议不要过频，以一周一次为宜。此外，我们建议性生活采用男方在后，女方在前，从后面进入，相当于搂抱式。孕晚期的性生活更要节制，临产前1个月要禁止性生活。

怀孕以后肤色变深了是怎么回事儿？

马大夫答：很多孕妈妈会发现自己的肤色在孕期变得越来越深，尤其是乳头、乳晕及外生殖器等部位，原本就已经存在的痣和雀斑，在怀孕的过程中会变得更加明显。孕妈妈不用担心，因为胎儿出生以后，这些色素沉着就会逐渐淡化，但有些并不会完全消失，而是会变浅。

PART 5

怀孕第 5 个月

（孕 17～20 周）

胎动更明显，听听胎心音

扫一扫，听音频

孕妈妈
肚子很明显了

乳房不断增大，乳晕颜色继续加深。乳房分泌浅黄色液体，为哺乳做准备。

臀部更加丰满，外阴颜色加深。

子宫如成人头大小，下腹部明显隆起。

宫高约与肚脐平。

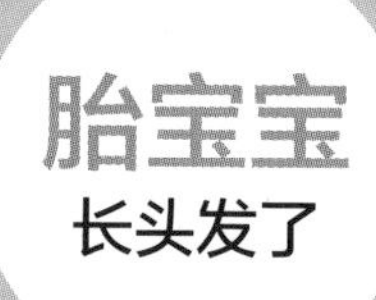

胎宝宝
长头发了

大脑：仍在发育着。

头发：长了一层细细的异于胎毛的头发。

眉毛：开始形成。

胎盘：直径有所增加。

四肢：骨骼和肌肉发达，胳膊和腿不停地活动着。

听听美妙的心跳声

扫一扫，听音频

如何听胎心

胎心就是胎宝宝的心跳。一般在孕17~20周时，可以在腹部用一般的听诊器听到胎心。刚开始，普通的听诊器是听不出来的，因为胎宝宝太小了，可以用多普勒听诊器来听，或者在专业人员的指导下听胎心。

目前运用比较多的是多普勒听诊器。在胎儿12周的时候，就可以听到像马蹄声一样的心跳。但是也有一种情况，是在怀孕初期，由于胎儿的位置关系或者其他种种干扰因素，比如母体的脂肪过厚等原因，即使用极精密的仪器也无法听到胎心。

胎心位置的变化

胎儿小于5个月时，听胎心的位置通常在脐下，腹中线的两侧。怀孕6个月左右，在脐下正中线附近就可以听到。以后随着胎儿的生长及胎位不同，胎心的位置也会发生变化。因胎心音多自胎背传出，在胎背近肩胛处听得最清楚，所以头位胎头可在下腹两侧听，臀位胎头可在上腹两侧听，横侧位可在脐上或脐下腹中线处听。

怀孕6~8个月时，随着胎儿的长大，胎心的位置也会上移。由于胎动通常是胎儿手脚在动，所以右侧感到胎动时，胎心一般在左侧；左侧感到胎动时，胎心一般在右侧。头位和臀位也会影响胎心的位置，头位时胎心在脐下，臀位时胎心在脐上。

正常的胎心率是多少

正常胎心率在110~160次/分，有时还要快些，也不太规律，到怀孕末期就规律多了。胎心有时会有短暂的停跳，或跳动达到180次/分，均属于正常现象。如果胎心率维持在<110次/分或>160次/分时，可间隔10~20分钟重复听一次，但若频繁、长期出现这种现象应及时就诊。

听胎心要注意什么

在监测胎心前，应保持良好的心态和轻松的心情，避免大喜大悲等情绪波动，还要少喝咖啡和浓茶，少吃辣椒、咖喱等刺激性食物。此外，如果孕妈妈甲状腺功能亢进，因为本身的心率很快，所以胎宝宝的心率也常常会超过160次/分。

胎动变得频繁了

扫一扫，听音频

胎动如何反映胎宝宝的健康状况

如果胎宝宝的胎动比较有节奏、有规律，且变化不大，就说明其发育是正常的。胎动正常，表明胎盘的功能良好，输送给胎儿的氧气充足，胎儿在子宫内发育健全。如果胎宝宝胎动频率减少或者停止，可能是在子宫内有慢性胎儿窘迫的情况，比如缺氧，应让医生做紧急处理。在以下情形下更要小心处理：12 小时无胎动，或者一天胎动少于 10 次，或与前一天相比胎动减少一半以上。

胎动次数是变化着的，孕妈妈的运动、姿势、情绪以及强声、强光和触摸腹部等，都会影响胎动。

哪些因素会影响孕妈妈对胎动的感觉

1. 孕妈妈腹壁的薄厚。一般来说，腹壁厚的孕妈妈对胎动的感觉会比较迟钝，而腹壁薄的孕妈妈则容易感受到胎动。也可以说瘦孕妈妈比胖孕妈妈更能清楚地感受到胎动。

2. 羊水多少。胎宝宝的任何运动都受到包裹他的羊水的保护，羊水少的孕妈妈对胎动的感受要明显一些。

3. 孕妈妈个人敏感度：对痛感很敏感的孕妈妈一般连很轻微的胎动也能捕捉到。一般经产妇比初产妇能更早感受到胎动。

什么情况下胎动比较明显

1. 对着肚子说话时。准爸爸和孕妈妈在和胎宝宝交流时，他会用胎动的方式做出回应。

2. 听音乐时。胎宝宝听到音乐时，会变得喜欢动，这是他在传达情绪呢。

3. 吃饭以后。饭后孕妈妈体内的血糖含量增加，胎宝宝也“吃饱喝足”了，更有力气了，所以胎动会更频繁。

4. 晚上睡觉以前。胎宝宝在晚上比较有精神，孕妈妈在这个时候也能静下心来感受胎宝宝的胎动，所以会觉得胎动比较频繁。

这个月能感受到胎动就行，不需要计数

胎动一般不少于每小时 3 次；12 小时明显胎动次数为 30 ~ 40 次。但由于胎宝宝存在个体差异，就像刚出生的宝宝一样，有的宝宝好动，有的宝宝好静。只要胎动有规律、有节奏、变化大，都说明胎宝宝发育是正常的。因此这个时期数胎动次数的意义不是很大，只要感觉有胎动即可。

不同孕期的胎动变化

月份	胎动情况	孕妈妈的感觉	位置	胎动描述
孕 5 月	小，动作不激烈	细微动作，不明显	肚脐下方	像鱼在游泳，或是咕噜咕噜吐泡泡
孕 6 月	大，动作激烈	很明显	靠近脐部，向两侧扩大	此时胎宝宝能在羊水中自由活动，感觉像在伸拳、踢腿、翻滚
孕 7 月	大，动作激烈	很明显，还可以看出胎动	靠近胃部，向两侧扩大	子宫空间大，胎宝宝活动强度大，动的时候可以看到肚皮一鼓一鼓的
孕 8 月	大，动作激烈	疼痛	靠近胸部	这是胎动最敏感、最强烈的时期，有时会让孕妈妈有微微痛感
孕 9 月	大，动作激烈	明显	遍布整个腹部	手脚的活动增多，有时手或脚运动会使孕妈妈肚皮突然凸出来
孕 10 月	小，动作不太激烈	明显	遍布整个腹部	胎宝宝几乎撑满整个子宫，宫内活动空间变小，胎动减少

监测血压的关键期

孕 20 周以后应密切监测血压变化

正常情况下，本月孕妈妈的血压较为平稳。孕 20 周是监测血压的关键时期。孕妈妈在孕 20 周以前出现高血压，多是原发性高血压；如果 20 周以前血压正常，20 周以后出现高血压，并伴有蛋白尿及水肿，称为妊娠高血压。

正常的血压值应该是多少

医生或护士会在每次产检时用血压计测量并记录你的血压。目前，不少医院都使用电子血压计。血压计上会显示两个读数，一个是收缩压，是在心脏跳动时记录的读数；另一个是舒张压，是在两次心跳之间“休息”时记录的读数。因此，血压是由两个数字组成的，如 130/90mmHg（毫米汞柱）。

医生比较感兴趣的是舒张压，就是第二个比较小的数字。总体来说，健康年轻女性的平均血压范围是 110/70～120/80mmHg。如果血压在一周之内至少有 2 次高于 140/90mmHg，而你平常的血压都很正常，那么医生会多次测量血压以判断你是否患有妊娠高血压。

怎样预防妊娠高血压

1. 定期检查，测血压、查尿蛋白、测体重。

2. 保证足够的休息、保持好心情。

3. 控制体重，确保体重合理增长。孕期体重增长过快会增加妊娠高血压发病率。

4. 饮食不要过咸，保证蛋白质和维生素的摄入。

5. 及时纠正异常情况，血压偏高时要在医生指导下服药。

6. 曾患有肾炎、高血压等疾病以及上次怀孕有过妊娠高血压的孕妈妈，要重点监护。

宝石妈经验谈

一次血压偏高，不能说明什么

一起做产检的小姑娘，到医院就紧张，心跳加速，测量的血压比较高，但是每次自己测量，血压又很正常。其实，去医院没必要这么紧张，放松心态，很多检查都会很顺利的。

医生也说了，测量一次血压偏高，不能说明什么，可能是紧张，也可能是在医院楼上楼下跑得匆忙了点，休息 10～15 分钟再进行测量，数值会好很多。

关注睡眠姿势

扫一扫，听音频

孕妈妈应该从什么时候开始注意睡姿

睡眠姿势对胎宝宝和孕妈妈的影响并不是从怀孕那一刻就开始的。而是随着子宫的增大，孕妈妈的睡眠姿势慢慢影响健康。

睡眠姿势对胎宝宝和孕妈妈的影响，来源于子宫对腹主动脉、下腔静脉、输尿管的压迫，而增大的子宫才会有这样的影响。到了妊娠 5 个月以后，子宫会迅速增大，此时睡姿容易对孕妈妈和胎宝宝产生影响，孕妈妈从这时起就要注意睡姿了。

孕妈妈左侧卧位有什么好处

当孕妈妈采取左侧卧位时，右旋的子宫得到缓解，减少了增大的子宫对腹主动脉及下腔动脉和输尿管的压迫，同时增加了子宫血流的灌注量和肾血流量，使回心血量和各器官的血液供应量增加，有利于减少妊娠高血压的发生，减轻水钠潴留和水肿。所以睡觉采取左侧卧位对胎宝宝的成长发育和孕妈妈的身体健康都是有好处的。

晨宝朵妈
经验谈

如有轻微水肿，
睡觉时可把腿垫高点

我在孕中期，腿部有水肿的现象，听了其他孕妈妈的话，在睡觉时侧躺并用软垫或枕头垫高脚的位置，使脚的位置比心脏高些，这样能促进血液循环，水肿果然减轻了，也没有那么疲劳了。水肿对肚子里的胎宝宝一般没有不良影响，孕妈妈不要担心。

虽然左侧卧位最好，可是
睡眠好才是最重要的，所
以别太强迫自己，舒适的
睡姿就是适合自己的睡姿

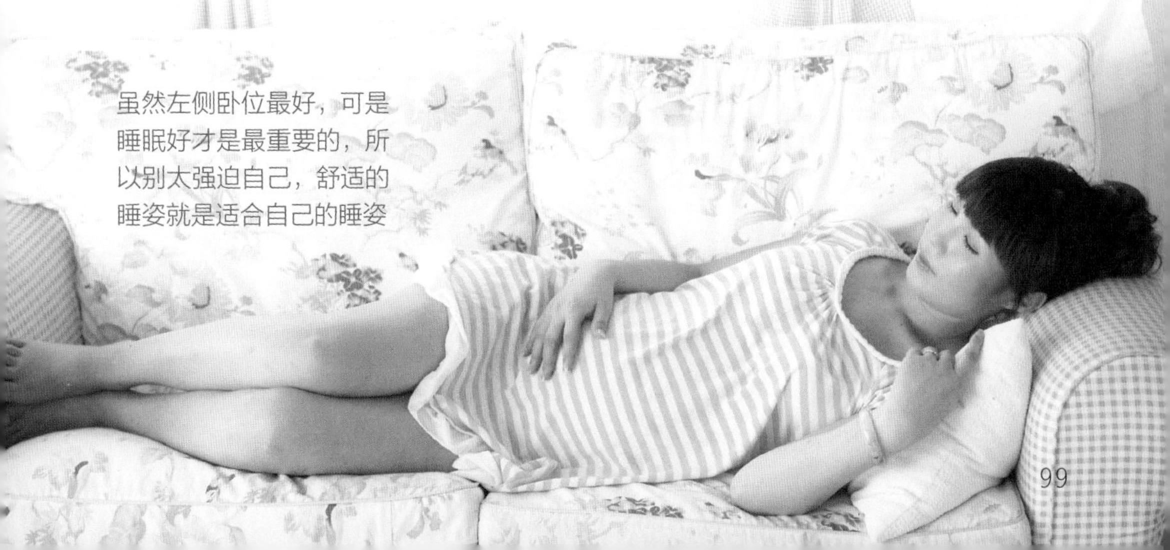

饮食指南：在均衡的前提下重点补充关键营养素

扫一扫，听音频

控制热量摄入，避免体重增长过快

大多数孕妈妈胃口会突然变大，饥饿感总是如影随形。不过，不要因为胃口开了，饮食就毫无顾忌了，不能过量进食，特别是高糖、高脂肪食物，如果此时不加限制，会使胎儿生长过大，给以后的分娩带来一定困难。

孕中期，热量摄取仅比孕前多了 300 千卡（约为 80 克米饭的热量），其他食物比如鸡蛋、肉类、豆制品等每天的摄取总量比之前多 50～100 克即可。

胎宝宝的器官发育离不开脂肪的供给

脂肪是促进人体生长发育和维持身体功能的重要物质。胎宝宝健康发育离不开脂肪。尤其是胎宝宝的大脑，50%～60% 由各种不饱和脂肪酸构成。

另外，很多维生素的吸收也要依赖脂肪，比如维生素 A、维生素 D、维生素 E、维生素 K 等脂溶性维生素，只有溶解于脂肪才能更好地被人体吸收。适量的脂肪供给有助于预防流产、早产，促进乳汁分泌。

尽管脂肪有这么多好处，但是也不能过多食用，以免增加血液中胆固醇含量。在摄入脂肪时，应以植物性脂肪为主，多吃豆类、坚果等；适当食用动物性脂肪，如瘦肉、动物内脏、奶类等，避免食用肥肉。

摄入充足的蔬果

蔬果中含有人体必需的多种维生素和矿物质，可以提高机体的抵抗力，帮助孕妈妈加速新陈代谢，还有解毒利尿的作用，因此孕妈妈应每天进食充足的新鲜蔬果。

适当增加维生素 A 的摄入

维生素 A 与感受光线明暗强度的视紫红素的形成有着密切关系，对胎宝宝的视力发育起着至关重要的作用。在胎宝宝的成长过程中，维生素 A 还有许多其他的重要作用，比如促进器官发育、提高抵抗力等。中国营养学会推荐正常女性和孕早期每天宜摄入 700 微克，孕中期和孕晚期每天应摄入 770 微克，所以妊娠 4 个月开始要适量增加维生素 A 的摄入量并一直保持。动物性食物如动物肝脏、肉类等不但维生素 A 含量丰富，而且其中的维生素 A 能直接被人体吸收，是维生素 A 的良好来源。

β - 胡萝卜素通过胃肠道内的一些特殊酶的作用可以催化生成维生素 A，在红色、橙色、深绿色植物中广泛存在，所以胡萝卜、菠菜、南瓜、芒果等也是维生素 A 的一个重要来源。

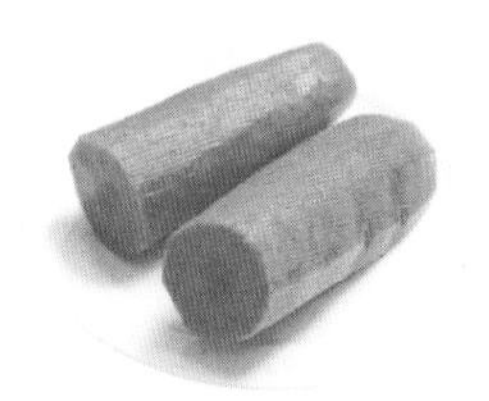

1 根胡萝卜（大约 100 克）
含有 688 微克维生素 A

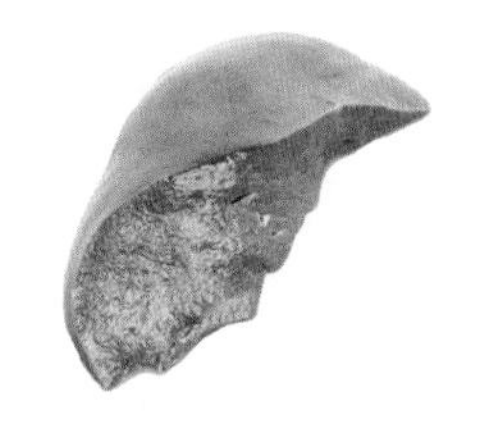

1 块猪肝（约 100 克）
含有 4972 微克维生素 A

继续保持清淡、少盐饮食

孕妈妈饮食要清淡，不要吃太多过咸的食物。吃盐过多不仅会加重水肿症状，而且容易导致妊娠高血压。中国营养学会推荐孕妇每天食盐量不宜超过 6 克。

有轻微水肿者适当吃利尿食物

为了满足胎儿生长发育的需要，孕妈妈体内血浆和组织液增多，有轻微水肿是正常现象，可以每天多进食具有利尿作用的食物，如冬瓜、黄瓜、红豆等，以缓解水肿症状。

一定要重点看

补钙和维生素 D，防止腿抽筋

孕妈妈的钙，一人补两人用

孕妈妈在孕早期的钙需求量与孕前基本相同，为每天 800 毫克，因此每天喝 250 毫升的鲜奶或酸奶，加上正常饮食，就可以满足每天的钙需求量了。到了孕中期，胎宝宝快速成长，孕妈妈对钙的需求量增多，为每天 1000 毫克。所以此时每天除了喝 250 毫升鲜奶或酸奶补钙外，还可以适量摄入豆制品、坚果等，必要时可服用钙片补钙。

补钙不宜过量

凡事过犹不及，补钙如果过量，也会对孕妈妈和胎宝宝造成危害。研究表明，补钙过多可能会导致机体对其他矿物质，如铁、磷、镁等的吸收利用率减少。孕妈妈如果在服食钙片的同时，还在喝孕妇奶粉和牛奶，最好计算一下每天摄入的钙的总量，以控制在合理范围内。

钙和维生素 D 一定要同补

维生素 D 是一种脂溶性维生素。维生素 D 可以全面调节钙代谢，增加钙在小肠的吸收，维持血中钙和磷的正常浓度，促使骨和软骨正常钙化。

维生素 D 的主要来源

目前有关食物中维生素 D 含量的数据很少，主要因为天然食物中很少富含维生素 D，相对而言肉、蛋、奶、深海鱼、鱼肝油等含量较多。维生素 D 的主要来源是晒太阳，上午 9～10 点和下午 4～5 点都是晒太阳补维生素 D 的好时段。

出现哪些情况表明严重缺钙

孕中期，如果孕妈妈已经补充了复合营养制剂，没有出现任何不适症状，就不需要单独补钙。但是，如果出现小腿抽筋、牙齿松动、妊娠高血压、关节疼痛、骨盆疼痛等症状，就需要有针对性地补钙了。

适合孕妈妈的高钙食物有哪些

孕妈妈通过食物补钙以奶及奶制品为好，虽然奶类含钙量不是最高的，但是其吸收率是最好的。另外，水产品中的虾皮、海带含钙量也较高。坚果、大豆及其制品、绿叶蔬菜中含钙也较多，它们都是钙的良好来源。

牛奶是钙的最佳食物来源

除了有乳糖不耐受症状的孕妇，其他孕妇都应该每天喝奶，因为奶中的钙含量较高，而且容易被人体吸收，此外，还可以多吃一些奶制品，比如酸奶、奶粉、奶酪等。

补钙的时候要避开这些食物

在补钙的时候，要避免摄入富含草酸、植酸、磷酸、脂肪酸等物质的食物，因为这些物质会影响钙的吸收，尤其是含磷酸的碳酸饮料、咖啡等。

为了更好地促进钙吸收，可以将富含草酸和植酸的绿叶蔬菜用沸水烫一下之后再烹饪。

钙铁不宜同补

孕妈妈在吃富含铁的食物或服用铁剂时，不要同时服用钙剂或者含钙的抗酸剂。这是因为钙会影响身体对铁的吸收。在服用铁剂时也不要喝牛奶，否则牛奶中的钙、磷会阻止铁吸收。

服用钙片不宜空腹

由于胃酸可以分解食物中的钙和各种钙剂中的钙，所以钙片不宜空腹吃。晚饭后半小时是最佳的补钙时间。因为钙容易与食物中油脂结合形成皂钙，会导致便秘；跟草酸结合形成草酸钙，容易形成结石，所以最好是晚饭半小时后再喝牛奶或者吃钙片。

马大夫有话说

孕期补钙可以通过食补 + 钙片的方式

从孕中期开始，胎儿进入了快速发育时期，必须补充足够的钙以保证四肢、脊柱、头颅骨和牙齿等部位的骨化。中国营养学会推荐孕妈妈在孕中期每天摄入 1000 毫克的钙。喝牛奶是孕妈妈补钙的聪明选择。孕妈妈如果在孕中期不能保证每天摄入 500 毫升牛奶（或含有等量钙的奶制品），就需要补充一定量的钙片。

但现在市场上一些钙片中含有对孕妈妈身体有害的元素，如镉、铋、铅等，长期服用可能导致重金属中毒，因此建议孕妈妈买质量有保障的钙片。

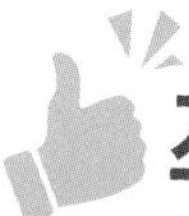

孕妈妈营养美食

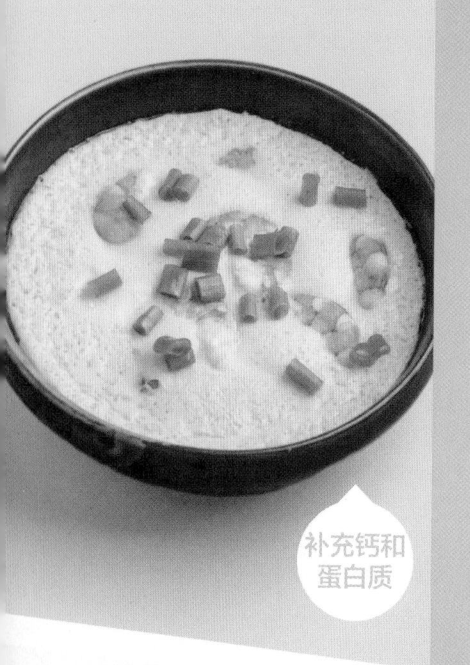

牛奶蒸蛋

材料 鸡蛋2个，鲜牛奶200毫升，虾仁80克。

调料 盐、葱花各适量。

做法

❶ 鸡蛋打入碗内，加鲜牛奶拌匀，再放入盐化开；虾仁洗净。

❷ 鸡蛋液入蒸锅大火蒸约2分钟，此时蛋羹已经略微成形，将虾仁摆在上面，转中火蒸5分钟，出锅前撒上葱花即可。

功效 这道菜口感香滑、营养丰富，鸡蛋富含蛋白质，牛奶和虾仁既是补钙佳品又富含蛋白质。

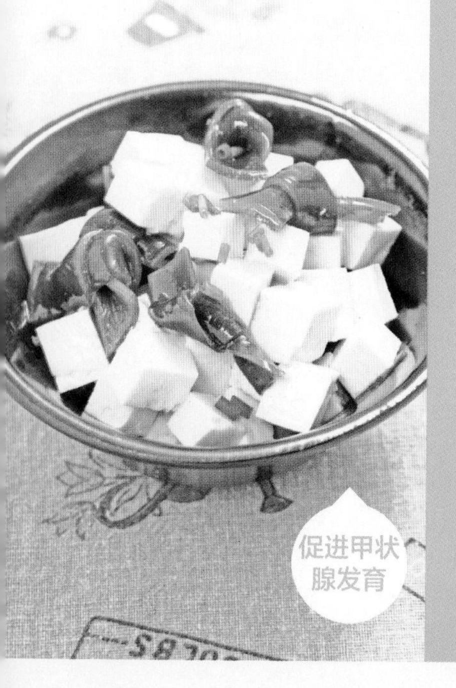

海带结烧豆腐

材料 海带结150克，豆腐400克。

调料 姜丝、生抽、老抽各3克，葱花10克。

做法

❶ 海带结泡洗干净；豆腐洗净，切小块；把豆腐块和海带结放入沸水中焯一下。

❷ 油锅烧热，爆香姜丝和葱花，放入海带结、豆腐块，加少量水、剩余调料，焖煮熟即可。

功效 海带含有较多的碘，可以促进胎宝宝甲状腺发育；豆腐富含钙，可以促进胎宝宝骨骼发育。

胡萝卜牛肉丝

促进视力发育

材料 胡萝卜100克，牛肉150克。

调料 酱油、淀粉、料酒、葱段各10克，姜末5克，盐2克。

做法

❶ 牛肉洗净，切丝，用葱段、姜末、淀粉、料酒和酱油调味，腌渍10分钟；胡萝卜洗净，去皮，切细丝。

❷ 锅内倒油烧热，放入牛肉丝迅速翻炒，倒入胡萝卜丝炒熟，加盐调味即可。

功效 胡萝卜中的胡萝卜素含量很高，胡萝卜素可以在人体内转化为维生素A，促进胎宝宝视力发育。胡萝卜素是一种脂溶性物质，与牛肉一起用油烹调，可以提高胡萝卜素的吸收率。

蒜蓉菠菜

材料 菠菜300克，蒜蓉20克。

调料 盐3克。

做法

❶ 菠菜择洗干净，放入加有盐的沸水中焯烫，断生后捞出，过凉，沥干，切段。

❷ 锅置火上，放油烧至六成热，下蒜蓉煸出香味，放入菠菜段炒熟，加盐炒至入味即可。

功效 菠菜中的胡萝卜素和膳食纤维含量较高，有助于孕妈妈控糖、缓解便秘。

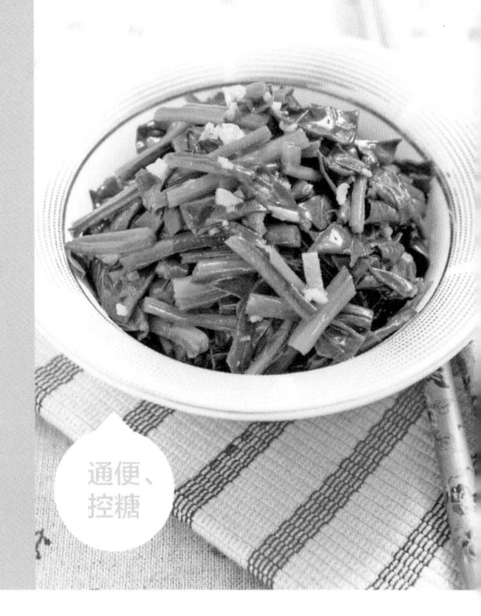

安全运动：改善孕中期腰背疼痛

扫一扫，听音频

运动准则

1. 随着腹部的增大，很多孕妈妈都有腰背部和肩部疼痛的情况。孕妈妈可以通过简单的运动，如舒展运动、游泳等来缓解腰背部和肩部的疼痛。
2. 别偷懒，不要整天待在家里，可以每天适当做些户外运动，如散步、快走。做户外运动时要穿上合脚舒适的鞋子，不穿高跟鞋。
3. 保持良好的姿势，站立时骨盆稍后倾，抬起上半身，肩稍向后落下。此外，还要避免长时间站立。

舒展背部运动

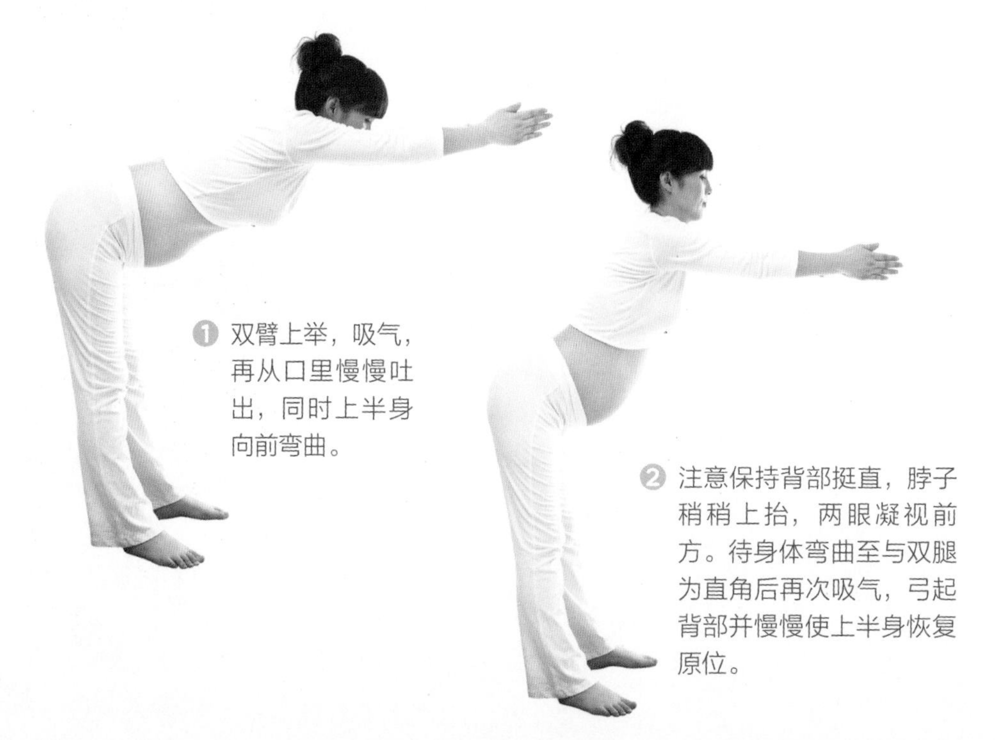

❶ 双臂上举，吸气，再从口里慢慢吐出，同时上半身向前弯曲。

❷ 注意保持背部挺直，脖子稍稍上抬，两眼凝视前方。待身体弯曲至与双腿为直角后再次吸气，弓起背部并慢慢使上半身恢复原位。

抚摸胎教：轻抚肚皮，让胎宝宝感受你的爱

扫一扫，听音频

怎么做抚摸胎教

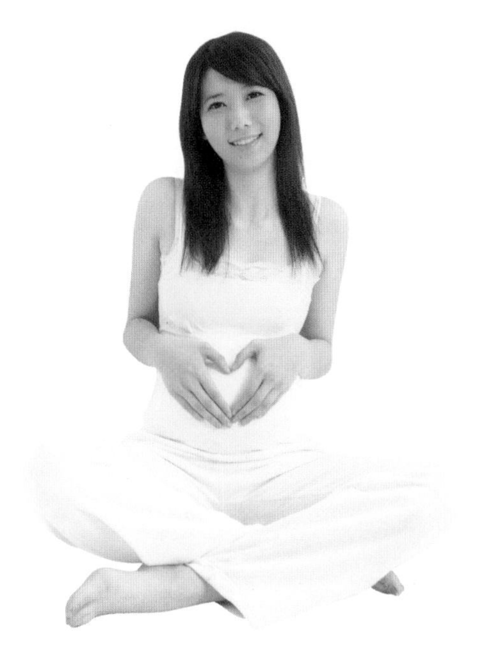

刚开始做抚摸胎教时，胎宝宝的反应较小，准爸妈可以先用手在腹部轻轻抚摸，抚摸时顺着一个方向直线运动，不要绕圈，然后再用手指在胎宝宝的身体上轻压一下，给他适当的刺激。

胎宝宝习惯后，反应会越来越明显，每次抚摸都会主动配合。每次抚摸开始时，可以跟着胎宝宝的节奏，胎宝宝踢到哪里就按哪里。重复几次后，换一个胎宝宝没有踢到的地方按压，引导胎宝宝去踢，慢慢地，胎宝宝就会跟上准爸妈的节奏，按到哪踢到哪。

长时间进行抚摸胎教后，就可以用抚摸方式分辨出胎宝宝圆而硬的头部、平坦的背部、圆而软的臀部以及不规则且经常移动的四肢。

什么情况下不宜做抚摸胎教

1. 胎动频繁时。胎动频繁时最好不要做抚摸胎教，要注意观察，等待胎宝宝恢复正常再进行。

2. 出现不规则宫缩时。孕晚期，子宫会出现不规律的宫缩，宫缩的时候肚子会发硬。孕妈妈如果摸到肚皮发硬，就不能做抚摸胎教了，需要等到肚皮变软了再做。

3. 习惯性流产、早产、产前出血及早期宫缩。孕妈妈如果有习惯性流产，或出现早产、产前出血及早期宫缩的现象，则不宜进行抚摸胎教。

马大夫问诊室

胎宝宝的检查结果和标准值如果有差异就是不合格吗？

马大夫答： 每个胎宝宝都有独特性，检查结果会与标准值有所差异，足月时出生体重在 2.5~4.0 千克都是正常的。因为胎宝宝入盆或者体位问题都可能造成测量误差，所以当检查结果和标准值不一样时，不要过于紧张，先咨询医生。

能根据胎动判断男孩女孩吗？

马大夫答： 没有任何科学证据说明胎动可以判断男女，每个宝宝的性格都是不一样的，还是把这个谜底留到分娩那一刻揭晓吧。

孕 5 月了，突然牙疼得要命，如何缓解？

马大夫答： 牙痛是常见的牙病症状。很多牙病都能引起牙痛，常见的有龋齿、急性牙髓炎、慢性牙髓炎、牙周炎、牙龈炎等。孕妈妈最好去医院做全面检查，以便对症治疗。到孕 5 月，胎宝宝各方面发育都已经稳定，牙齿问题一般不会引起流产，但孕妈妈也要及时治疗，因为如果没有得到及时治疗，孕晚期有可能会引起早产。

照四维彩超会对胎宝宝产生不良影响吗？

马大夫答： 四维彩超是在三维彩超图像的基础上加上时间维度参数，可以实时观察胎儿动态的活动图像。做四维彩超时 B 超探头在身体上同一个部位停留的时间很短，不会对胎儿造成不良影响。

PART 6

怀孕第 6 个月

（孕 21~24 周）

大大的肚子看起来“孕味”十足

扫一扫，听音频

孕妈妈
身材更加丰满

孕妈妈身体越来越笨重，子宫也日益增大压迫到肺，孕妈妈在上楼时会感到吃力，呼吸相对困难。

上围越来越丰满，此时，需要对乳头进行适当按摩。

小腹明显隆起，一看就是孕妇的模样了。

偶尔会感觉腹部疼痛，是子宫韧带被牵拉的缘故。

胎宝宝
外观更接近出生的样子

大脑：快速发育，出现沟回，以给神经元留出生长空间。

脐带：胎宝宝好动，有时会缠绕在身体周围，但并不影响胎宝宝活动。

皮肤：有褶皱出现。

肺泡：开始形成。

手脚：在神经控制下，能把手臂同时举起来，能将脚蜷曲起来以节省空间。

活动增多：活动越来越频繁，并且开始出现吞咽。

避免静脉曲张

扫一扫，听音频

为什么孕中期容易发生静脉曲张

静脉曲张患者中，女性占55%，其中一半以上是在怀孕期间和生完宝宝后出现的。怀孕后，子宫和卵巢的血容量增加，以致下肢静脉回流受到影响，进而产生静脉曲张。静脉曲张多发生于小腿，这是因为日渐庞大的子宫压迫下腔血管和骨盆的静脉，使小腿的血液潴留导致的。

避免体重增加过多

如果体重超标，会增加身体的负担，使静脉曲张更加严重。孕妈妈应将体重控制在正常范围之内，必要时可咨询医生。

孕妈妈选袜子的讲究

孕妈妈不宜再穿一般的袜子，尤其是紧口袜。医用弹性袜是孕妈妈的理想选择。这种弹性袜以适当压力让静脉失去异常扩张的空间。坚持穿这种袜子，因静脉曲张引起的不适症状包括疼痛、抽筋、水肿及淤积性皮炎等，都将伴随着静脉回流的改善而逐渐消除。

不要久站或久坐

孕妈妈不能长时间站或坐，也不能总是躺着。在孕中晚期，要减轻工作量，并且避免长时间一个姿势站立或仰卧。坐时两腿避免交叠，以免阻碍血液回流。

多采用左侧卧位

休息或者睡觉时，孕妈妈采用左侧卧位更有利于下肢血液循环。另外，睡觉时可用毛巾或被子垫在脚下，这样有助于血液回流，减小腿部压力，缓解静脉曲张的症状。

每天坚持散散步

孕妈妈最好每天坚持锻炼，可在居家附近或公园散步，这样有利于全身血液循环，能有效预防静脉曲张。

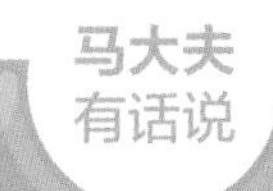

怀孕后发现下肢静脉曲张怎么办

出现静脉曲张先不必过于担心，大部分的静脉曲张病程缓慢，孕期的治疗也以文中提到的那些为主，生完宝宝后再考虑手术等治疗方案。但是孕期一旦发生急性肿痛或者静脉曲张破裂出血等，要尽快处理。

做好乳房护理

扫一扫，听音频

乳房继续增大，可能出现妊娠纹

受到逐渐升高的激素的驱动，这一时期乳腺组织继续发育，血液供应也增加以支持这种扩张。主要表现为乳晕更加突出，乳房继续增大，表皮的纹理更加清晰。同时，由于乳房增大，可能会出现妊娠纹。

乳头有液体溢出

很多孕妈妈在这个时期乳房会分泌一些黄色液体，没有经验的孕妈妈可能以为自己的身体出现了问题。其实在孕期这是很正常的，要知道，乳房正在为未来制造乳汁开始做准备，这种黄色液体其实就是初乳，是将来宝宝的粮食。

在孕期，脑垂体开始释放大量的催乳素，催乳素促使乳汁分泌。不过请放心，它不会大量泌乳，因为孕激素会抑制它的作用，直到宝宝出生，才“开闸放奶”。

睡觉时尽量不要压着乳房

此时孕妈妈的乳房继续增大，乳腺也很发达。睡觉时要采取适宜的睡姿，不要压着乳房，最好采取左侧卧位。如果睡觉时不小心压到乳房，醒来发现乳房上有黏黏的液体，也不要担心，这很可能是初乳。如果感觉疼痛，可能是乳腺管堵塞，需要及时去医院就诊。

按摩乳房，促进乳腺管畅通

从孕中期开始，孕妈妈的乳腺组织迅速增长，这时做做乳房按摩操，可以缓解胸大肌筋膜和乳房基底膜的黏着状态，促进局部血液循环，有利于乳腺小叶和乳腺管的生长发育，增加产后的泌乳功能，还可以有效防止产后排乳不畅。

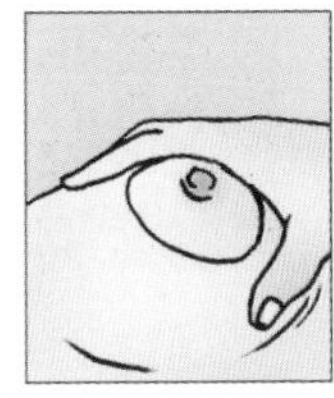
用一只手包住乳房。

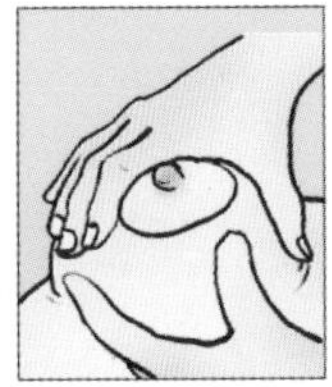
用另一只手的拇指贴在乳房的侧面，画圈，用力摩擦。

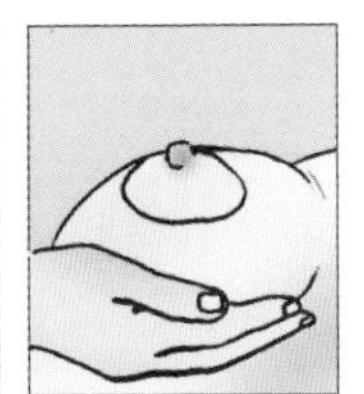
按摩时用一只手固定住乳房，从下往上推。

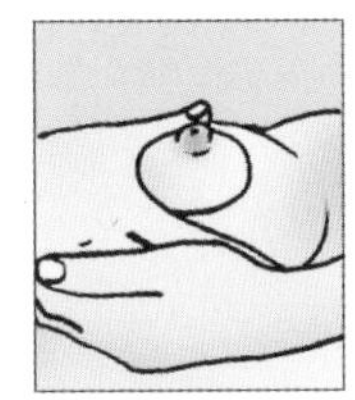
另一只手稍微弯曲，贴在支撑着乳房的手的外部，用力上推，再放下。

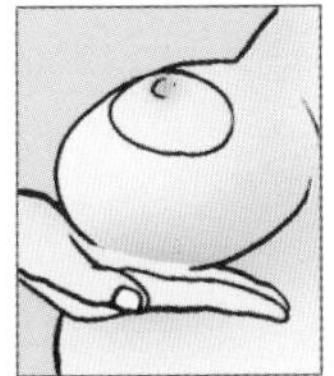
用手掌托撑乳房。

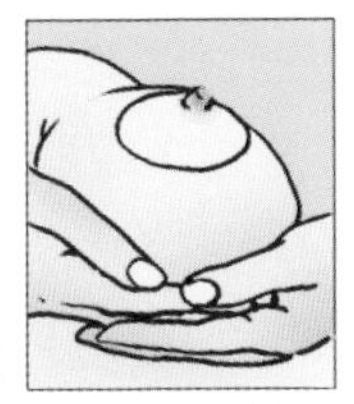
另一只手的小拇指放在乳房正下方，用力抬起。

乳房胀痛时可热敷缓解

很多孕妈妈在孕期都有乳房疼痛的情况，孕妈妈可以用温热毛巾热敷整个乳房以缓解疼痛。

1. 双手叠放在一起，放在乳房上，然后双手用力向胸中央推压乳房进行按摩。

2. 将双手手指并拢放在乳根下方，抖动整个乳房，然后用双手将乳房向斜上方推压按摩。

3. 从下方托起乳房，用双手向上推压整个乳房。

值得一提的是，按摩整个乳房时，动作幅度要大，以感到乳腺团块从胸大肌上消失为宜，但严禁乱揉乱捏，避免损伤乳腺。

不要过度刺激乳头，以免引起宫缩

此时乳房会变得很敏感，如果过多地刺激乳房、乳头，容易引起子宫收缩，尤其长时间、反复粗暴地刺激乳头，在孕早期或孕晚期可能会造成流产或早产。因此，孕期性生活时，不要过度刺激乳头。如果乳头凹陷，可以每天向外牵拉几次，但是如果感觉腹部不适甚至出现腹痛，就不要再做了。

孕期做好乳房检查

孕期的激素水平变化会导致一些疾病，比如乳腺炎、乳腺癌，而这些容易被当成正常的乳房变化而被忽视，所以孕妈妈最好能做一次乳房检查，尤其是乳房胀痛明显时，如有异常及时治疗。

对乳晕变黑这事儿别太纠结

在整个孕期，乳晕会变大、颜色会变深，而且会持续整个哺乳期，哺乳期结束后乳晕会适当变小、变浅，但恢复情况因人而异，即便不能完全恢复到孕前的模样，孕妈妈也要理性看待，就把这当成是“光荣印记”吧。

一定要重点看

B 超大排畸

扫一扫，听音频

B 超大排畸能看清什么

B 超大排畸是通过彩超了解胎宝宝器官的发育情况，主要排除先天性心脏病、兔唇、多指（趾）、脊柱裂、无脑儿等重大畸形。

一般在孕 20~24 周做这个检查，因为这个时候，胎宝宝在子宫内的活动空间比较大，图像显影也比较清楚。做早了，结构发育不完全，看不清；做晚了，胎宝宝都长大了，有些结构发育就错过了最佳观察期。

大排畸选二维、三维还是四维彩超

二维、三维、四维彩超的检查结果都是一样的，大排畸检查不一定要用四维彩超，因为三维彩超和二维彩超同样能检查出来。四维彩超就是能看到胎宝宝的立体图像，有的准爸妈会把四维图像珍藏起来当作宝宝的第一张照片。一般公立医院采用的是二维或三维彩超，私立医院采用四维彩超的比较多。具体做几维，主要看准爸妈自己的选择。

做 B 超时要把胎宝宝叫醒

B 超大排畸是对胎宝宝头部、脸部、躯干、骨骼等方面进行全面的检查，所以胎宝宝最好是活动的状态，这样便于检查，但有时候胎宝宝并不配合，要么趴着不动，要么就不停地吃着大拇指，看不到嘴唇……很多孕妈妈因为胎宝宝的不配合，需要反复做 B 超。一般胎宝宝睡着的时候孕妈妈最好动一动，轻拍肚子叫醒胎宝宝，或者做一些安全的小运动，实在不行也可以吃点东西将胎宝宝弄醒。

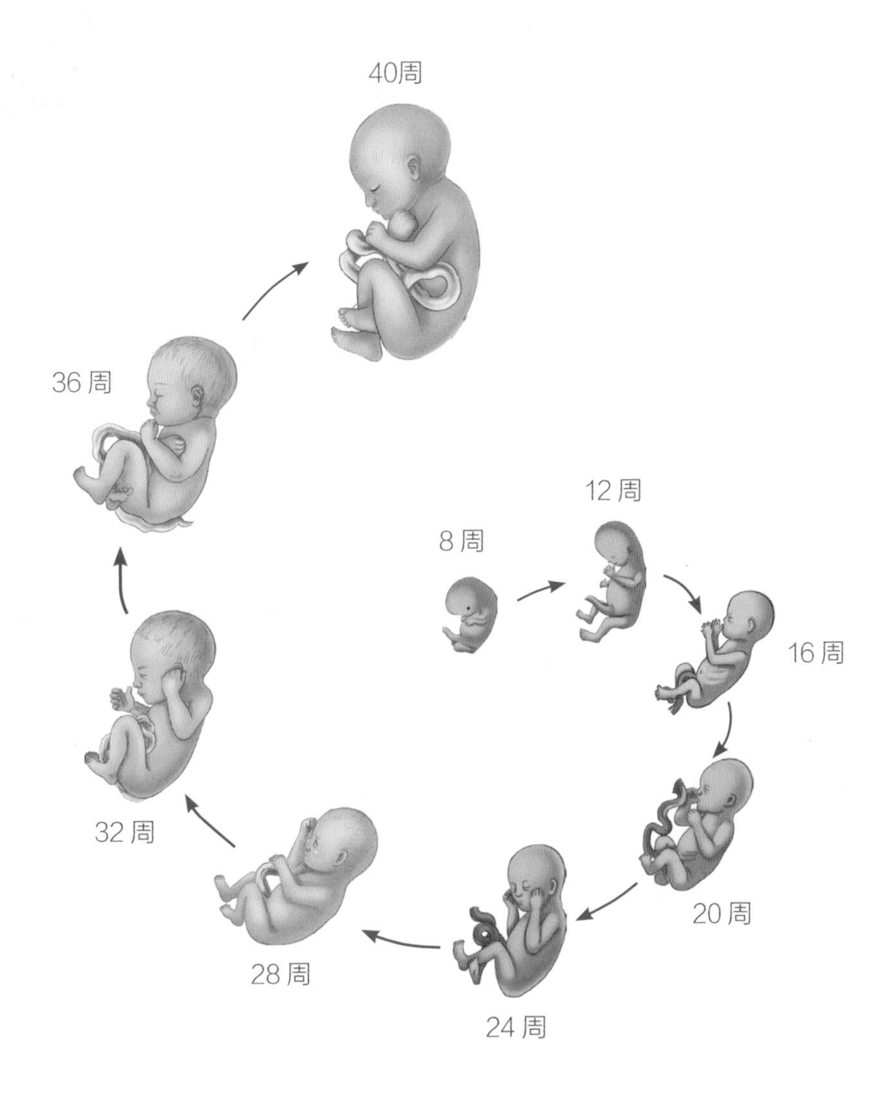

马大夫
有话说

B 超大排畸并不是万能的

做彩超只能筛查重大的结构缺陷，可有的时候孕妈妈做 B 超时因为胎宝宝的肢体被遮挡，无法完全看清楚，再加上胎位、羊水、机器等因素的影响，这些被遮挡部位的畸形也可能发现不了，而且就算排除了这些因素，还有一些畸形是 B 超检测不出来的，例如新生儿耳聋、白内障、外耳畸形等就无法检测出来。

饮食指南：不偏食、不做“糖妈妈”

扫一扫，听音频

灵活加餐，不让血糖大起大落

少食多餐、适当加餐，有利于胃肠道的消化吸收，可避免三餐后的血糖水平大幅度升高，还能有效预防低血糖的出现，又不会加重胰岛的负担。但是如何加餐同样需要掌握技巧。

一般来说，孕妈妈的加餐时间可选择上午9~10时、下午3~4时和晚上睡前1小时。加餐的食物可选择低糖水果（在血糖控制良好的情况下可适当进食水果，但要控制量）、低糖蔬菜（如黄瓜、番茄、生菜等）。

马大夫有话说

千万不要以为水果吃得越多越好

众所周知，水果中含有大量的维生素，适量吃水果对孕妈妈是有好处的。但是这并不是说水果吃得越多越好。水果中90%的成分为水分，剩下的10%是果糖、葡萄糖和维生素等，并且水果中的糖很容易被吸收，可快速升高血糖。所以水果不是吃得越多越好，适量才有利于孕妈妈和胎宝宝的健康。

睡前加餐可以补充血糖，避免发生夜间低血糖。加餐与否可根据个人的血糖控制情况而定，如果血糖水平较低或正常可适当加餐，如果血糖水平较高则没有必要加餐。睡前加餐可选择牛奶、酸奶、花生等高蛋白食物。

避免过量吃甜食

甜食含大量蔗糖、葡萄糖等，比如巧克力、冰激凌、月饼、甜饮料等。吃了这些食物，糖分会很快被人体吸收，血糖陡然上升并持续一段时间（维持时间较短），造成血糖不稳定或波动，长期大量食用这些食物还会导致肥胖。所以“糖妈妈”忌大量吃甜食。

多吃富含膳食纤维的食物

适当多摄取高膳食纤维食物，如以糙米饭或五谷米饭取代白米饭，增加蔬菜的摄取量，多吃新鲜绿叶蔬菜，不喝饮料等，有助于平稳血糖。

增加铁储存，避免孕期贫血

扫一扫，听音频

从现在开始补铁，预防缺铁性贫血

铁能够参与血红蛋白的形成，从而促进造血。孕中期，孕妈妈对铁的需求量增加，如果铁摄入量不足，孕妈妈可能会发生缺铁性贫血，这对孕妈妈和胎宝宝都会造成不利影响。

铁的需要量应达到每日 24 毫克

一般的成年女性，每天摄入铁 20 毫克，孕中期以后，孕妈妈的铁需求量会增加。在孕 4~7 月，孕妈妈平均每日铁的摄入量应为 24 毫克；孕 8~10 月，每天增加到 29 毫克。

补铁首选动物性食物，吸收率高

铁元素分两种，血红素铁和非血红素铁。前者多存在于动物性食物中，后者多存在于蔬果和全麦食品中。血红素铁更容易被人体吸收。因此，补铁应该首选动物性食物，比如牛肉、动物肝脏、动物血等。

补铁也要补维生素 C，以促进铁吸收

维生素 C 可以帮助铁的吸收，有助于改善孕妈妈贫血症状。维生素 C 多存在于蔬果中，如橙子、猕猴桃、樱桃、柠檬、西蓝花、南瓜等均含有丰富的维生素 C，孕妈妈可以在进食高铁食物时搭配吃些富含铁的蔬果或喝一些蔬果汁，以促进铁吸收。

马大夫有话说

出现明显缺铁症状时，可服用铁剂

对某些孕妈妈来说，孕期仅从饮食中摄取铁，有时还不能满足身体的需要。对于出现明显缺铁性贫血的孕妈妈来说，可在医生的指导下选择摄入胃肠容易接受和吸收的铁剂。有的孕妈妈认为只要不贫血就不用吃补铁食物，其实铁能促进胎儿的正常发育、防止早产。特别是孕中期，不管是否贫血，都要注意补铁。

孕妈妈营养美食

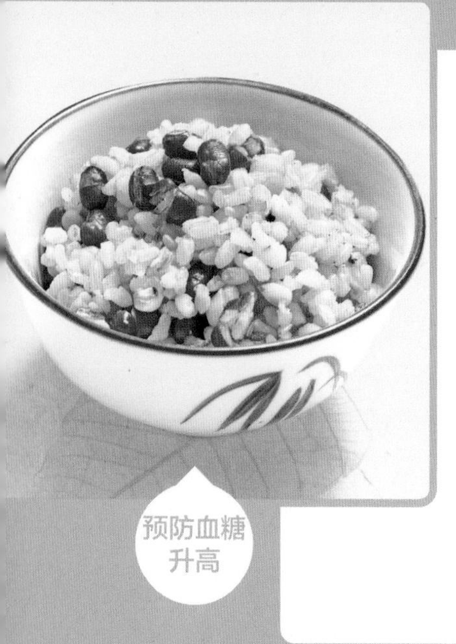

预防血糖升高

薏米红豆糙米饭

材料 薏米25克，红豆30克，糙米50克。

做法

❶ 薏米、糙米、红豆分别淘洗干净，用清水浸泡4~6小时。

❷ 把薏米、红豆和糙米一起倒入电饭锅中，倒入没过米面2个指腹的清水，盖上锅盖，按下“蒸饭”键，蒸至电饭锅提示米饭蒸好即可。

功效 这款米饭中的薏米多糖有控糖作用，含有的膳食纤维可以延缓餐后血糖上升，帮助孕妈妈预防妊娠糖尿病。

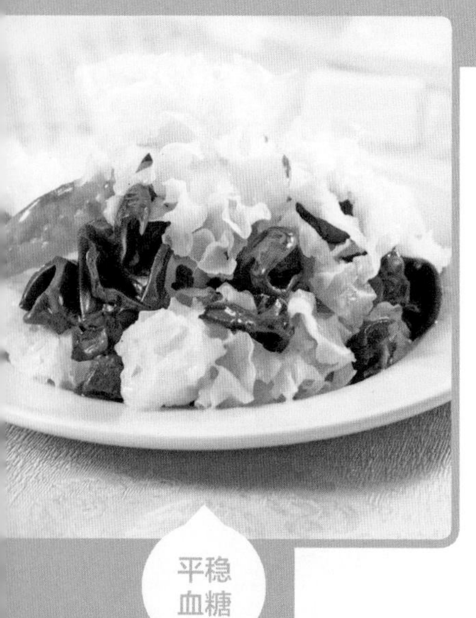

平稳血糖

双耳炝苦瓜

材料 水发木耳、水发银耳各50克，苦瓜100克。

调料 葱花、盐各2克。

做法

❶ 银耳和木耳择洗干净，撕成小朵，入沸水中焯透，捞出；苦瓜洗净，去蒂除子，切条；取盘，放入木耳、银耳和苦瓜条，加盐拌匀。

❷ 炒锅置火上，倒入适量植物油，待油温烧至七成热，放入葱花炒香，关火，将油淋在木耳、银耳和苦瓜条上，拌匀即可。

功效 苦瓜中的苦瓜皂苷有平稳血糖的作用，不仅可以减轻胰岛负担，而且有利于胰岛细胞功能的恢复；木耳和银耳中的膳食纤维有助于平稳血糖。

番茄炒玉米

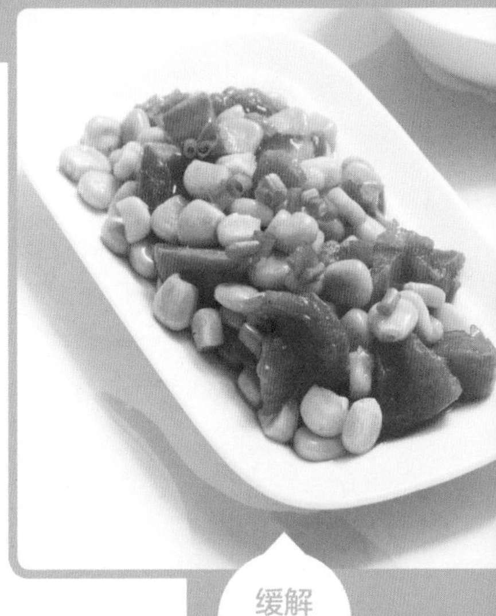

材料 番茄200克，玉米粒150克。

调料 葱花5克，盐2克，白糖3克。

做法

1. 玉米粒洗净，沥干；番茄洗净，去皮，切丁。
2. 锅置火上，倒油烧热，放入番茄丁、玉米粒炒熟，加入盐、白糖调味，撒葱花即可。

功效 番茄所含的果酸及膳食纤维可助消化、辅治便秘；玉米富含的膳食纤维能刺激肠道蠕动。这道菜可以帮助孕妈妈缓解便秘。

缓解便秘

猪肉炖粉条

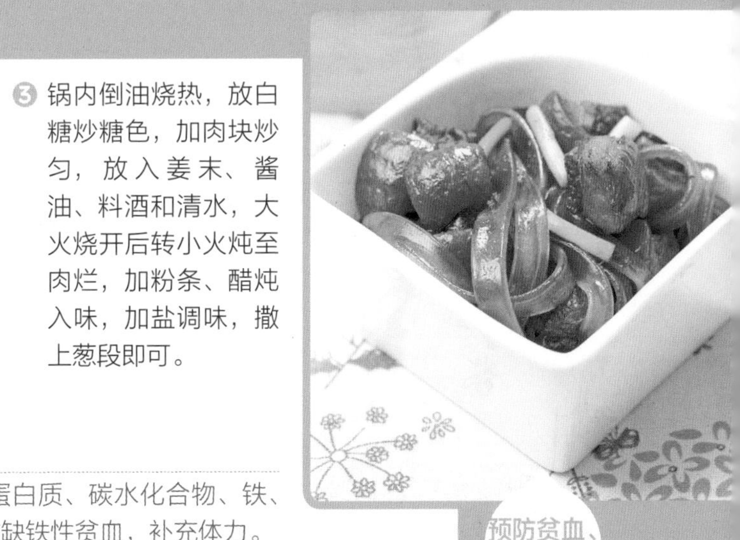

材料 带皮五花肉300克，干粉条80克。

调料 酱油、料酒、醋、白糖、葱段、姜末各5克，盐2克。

做法

1. 粉条泡发，捞出沥干；五花肉洗净，切块。
2. 锅内倒油烧热，放肉块炒至变色，盛起。
3. 锅内倒油烧热，放白糖炒糖色，加肉块炒匀，放入姜末、酱油、料酒和清水，大火烧开后转小火炖至肉烂，加粉条、醋炖入味，加盐调味，撒上葱段即可。

功效 这道菜含有较多的蛋白质、碳水化合物、铁、磷等，可以帮助孕妈妈预防缺铁性贫血，补充体力。

预防贫血、补充体力

安全运动：改善血液循环

扫一扫，听音频

运动准则

1. 每次锻炼要有 5 分钟的热身练习，运动终止也要慢慢来，逐渐放缓。
2. 运动时最好选择木质地面或铺有地毯的地方，这样更安全。
3. 如果感到不舒服、气短和劳累，就休息一下，等感觉好转后再继续运动。
4. 孕中期容易出现静脉曲张和水肿，可以做一些伸展四肢的运动，以促进血液循环，改善症状。

伸展四肢：改善静脉曲张和水肿

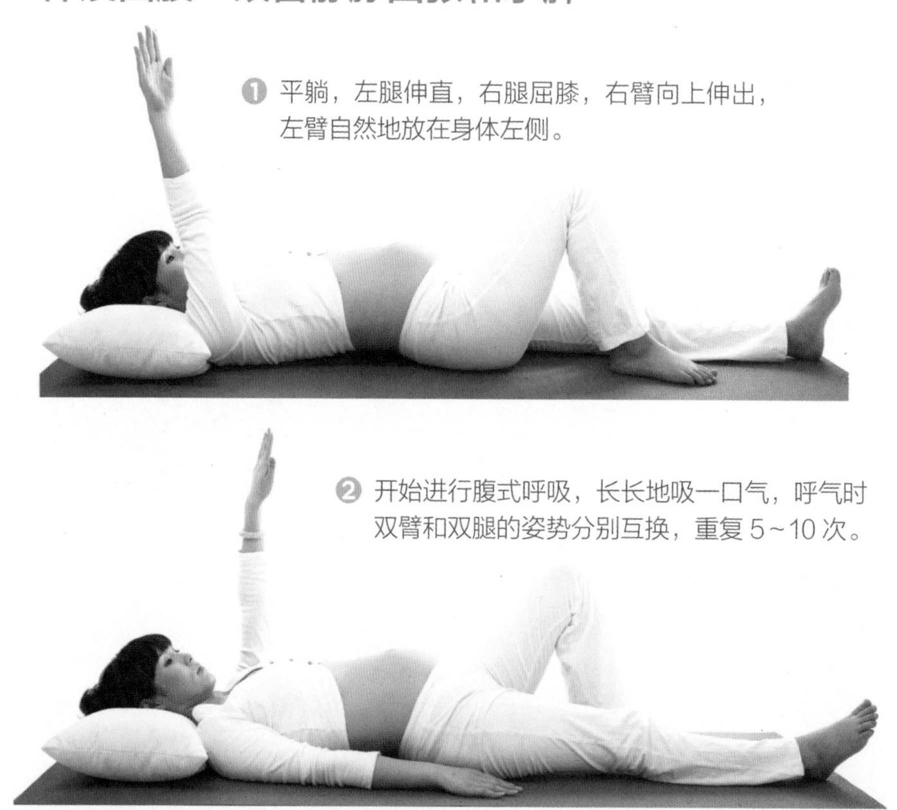

❶ 平躺，左腿伸直，右腿屈膝，右臂向上伸出，左臂自然地放在身体左侧。

❷ 开始进行腹式呼吸，长长地吸一口气，呼气时双臂和双腿的姿势分别互换，重复 5~10 次。

故事胎教：给胎宝宝讲故事

扫一扫，听音频

胎宝宝可能会对你讲的故事做出反应

在这个月，胎宝宝已经具有了相当发达的听觉能力，除了对声音有记忆力之外，胎宝宝还可以分辨出妈妈的声音来。在听见外部声音的时候，他的心跳会出现变快或变慢的反应，这就是胎宝宝学习的一种表现。孕妈妈可以抓住这一契机，为胎宝宝多读一些优美的诗歌或讲讲有趣的小故事，对胎宝宝产生良好刺激。

有大宝的，可以讲讲孔融让梨的故事

虽然我们常说血浓于水，但亲情真的不是只有血缘就够了的。真实情况是，兄弟姐妹之间的相处往往有争执、有竞争、有冲突、有不快。在这一过程中，父母的智慧能帮助他们顺利解决手足纷争，引导他们相亲相爱。下面推荐一篇很有名的胎教故事《孔融让梨》，希望有助于化解兄弟姐妹间的磕磕碰碰。

孔融是孔子第 20 代孙子。4 岁的时候，邻居送来一筐梨，孩子们都去抢，孔融却站在一旁不动，等别人都拿完了，他才从容地去拿了最小的一个梨。大家奇怪地问他："为什么不拿大梨呢？"他说："哥哥比我年纪大，应该吃大的，而我是弟弟，当然应该吃小的。"大家听了很感动，没想到他这么小就懂得谦让。

这件事情一时被传为佳话。

其实孔融敬兄并非这一件事情。他 16 岁那年，哥哥孔褒的一个朋友叫张俭，因为得罪了宦官侯览，跑到孔融家避难，当时哥哥不在家，孔融就把他藏了起来，后来被发现，官兵按照窝藏罪把孔褒抓起来。孔融得知便到衙门说："张俭是我藏起来的，应该由我承担责任，与哥哥无关。"孔褒说："张俭是我的朋友，找我避难，与你无干。"兄弟争着要负责任。

孔融长大后做了北海太守，他性格宽厚，广交朋友，善待有学问的人。

孔融的故事告诉我们，兄弟姐妹应该互相谦让，互相爱护，千万不能因小事而使自己陷入不义的境地，更不能因为争强好胜而伤了和气。

专题

马大夫问诊室

扫一扫，听音频

怀孕 6 个月能游泳吗？

马大夫答：可以的。妊娠的第 5 个月以后，胎宝宝的状况已经比较稳定了，此时孕妈妈可以主动进行适度运动。这样不但能控制体重，还能提高孕妈妈的抵抗力，改善妊娠不适，加强骨盆和腰部的肌肉，使宝宝在分娩时容易娩出。游泳是比较好的运动方式，能锻炼全身。

怀孕 6 个月了，还不显怀，需要调理吗？

马大夫答：每个孕妈妈的情况都是不一样的，有的是前期看着不明显，到了 7 个多月才慢慢显怀的，只要定期产检，孕妈妈和胎宝宝都健康就行。

总是爱出汗是怎么回事？

马大夫答：女性怀孕后基础代谢率会增高约 20%，因此孕妇在孕中期以后很少会感觉到冷，甚至比男性更耐寒、更容易出汗。不过如果天气转冷了，要适当保暖，不要穿得过于单薄，以不出汗为宜，以免感冒。

整个孕期都没有初乳，产后会没奶吗？

马大夫答：不会的。孕期有少量初乳溢出，那只是部分孕妇会有的现象，不是所有孕妇都有。孕妈妈不要为了分泌初乳在孕期过多刺激乳房，以免引起宫缩。

孕期需要补充孕妇奶粉吗？

马大夫答：孕妇奶粉强化了孕妈妈所需的各种维生素和矿物质，比如钙、维生素 D 等，可以为孕妈妈和胎宝宝补充较全面的营养，孕妈妈可以适当选用。但是饮食是获取营养的最好途径，孕妈妈仍然要以均衡饮食为根本。

PART 7

怀孕第 7 个月

（孕 25～28 周）

数胎动，做糖筛

扫一扫，听音频

孕妈妈
容易气喘吁吁

由于大腹便便，孕妈妈重心不稳，所以在上下楼梯时必须十分小心。应避免剧烈运动，更不宜做压迫腹部的姿势。

有可能会出现轻度下肢水肿，这是孕妈妈常见的一种现象，对胎宝宝的生长发育及母体的健康影响不大。

到了孕中晚期，腰背酸痛、大腿酸痛、耻骨痛等疼痛都有可能出现，还容易发生尿频。

胎宝宝
器官发育成熟

器官：皮肤皱纹逐渐减少，皮下脂肪仍然较少，有了明显的头发。男孩的阴囊明显，女孩的小阴唇已明显突起。脑组织开始出现皱缩样，大脑皮质已很发达，开始能分辨妈妈的声音，同时对外界的声音已有所反应；感觉光线的视网膜已经形成。

四肢：四肢已经相当灵活，可在羊水里自如地“游泳”，胎位不能完全固定，还可能出现胎位不正。

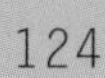

进入围产期，预防早产

扫一扫，听音频

什么是围产期

妊娠第28周，就进入了围产期。所谓的“围产期”，是指怀孕28周到产后1周这一分娩前、中、后的重要时期。这段时期对妈妈和宝宝来说是容易出现危险的时期，少部分孕妈妈可能出现某些并发症，对自身及胎儿的安全构成威胁。如果能够做好围产期的保健工作，可降低孕妈妈及胎儿的发病率和死亡率，帮助孕妈妈及胎儿平安度过这一时期。

什么是早产

早产是指怀孕满28周，但未满37足周就把宝宝生下来了。早产的宝宝各器官还发育得不够成熟，独立生存的能力较差，称为早产儿。早产可能对宝宝造成以下危害。

1. 早产儿各器官发育不成熟，功能不全，如宝宝的肺不成熟，肺泡表面缺乏一种脂类物质，不能使肺泡很好地保持膨胀状态，导致宝宝呼吸困难、缺氧。

2. 宝宝的吸吮能力差，吞咽反射弱，胃容量小，而且容易吐奶和呛奶。吃奶少，加上肝脏功能发育不全，容易出现低血糖。

3. 体温调节功能弱，不能很好地随外界的温度变化而保持正常的体温，多见体温低等。

如何预防早产

1. 孕妈妈要保证充足的睡眠，上班族孕妈妈要注意工作强度不能太大，适时休息，不要给自己太大的压力。

2. 孕妈妈需要调整性生活，且不要异常扭动身体、突然改变体位或进行其他动作幅度较大的运动。

3. 孕妈妈不要进行长时间的逛街、远行等；家里擦地板不要使用肥皂水，更不宜在刚擦完的地板上走动。要穿舒适、防滑的鞋子。

4. 孕妈妈在下楼梯或者行走在不平的道路上时要注意安全。如果天气适逢雨雪，最好不要外出。

5. 谨遵医嘱，认真做好孕期各项检查。

让孕妈妈一会儿欢喜、一会儿紧张的胎动

扫一扫，听音频

通过胎动判断胎宝宝的宫内情况

孕妈妈现在感觉到的胎宝宝在子宫内的翻转、拳打脚踢等活动就是胎动的体现，胎动是胎宝宝在子宫内健康发育的一个指标。因此，从孕 28 周开始数胎动就成为孕妈妈的一大任务，这是孕妈妈自我监测的一个好方法，可以根据胎动来监测胎宝宝的情况。

胎动有什么规律

胎动出现时间

正常妊娠 18～20 周开始，孕妇会感到明显的胎动

→

不同时期的胎动表现

早期胎动间断出现、幅度小、时间短、频率快；随着胎龄的增加，每次胎动时间延长、胎动频率减慢

→

胎动的周期性

孕中期胎动不是很明显，到了孕晚期，随着胎儿睡眠周期变得规律，胎动的周期性也更为明显，一般晚上（20:00～23:00）胎动最多，上午（8:00～12:00）胎动较均匀，下午（14:00～15:00）胎动最少

通过记录胎动找出自己的胎动规律

胎儿的胎动因个体原因存在较大差异，胎动的频率、强弱，每次胎动出现的时间、持续的时间、间隔的时间都有很大的区别，而且不同的胎儿在生理周期、运动幅度等方面也有着很多不同之处。

孕妈妈计算胎动的方法以及对胎动的感觉存在差异，且每个胎儿胎动也具有差异性，孕妈妈如果想更准确地掌握胎宝宝的胎动规律，就需要从孕 28 周开始，正确记录每天的胎动，细心观察，经过一段时间的记录，孕妈妈可通过记录找出胎宝宝的胎动规律和特征。

怎么数胎动

方法 1 每天空闲的时候，如早饭后、午休后和晚饭后，左侧卧位或坐在椅子上，记录胎宝宝 1 小时内胎动的次数，记录 3 次，将每次胎动次数相加之后再乘以 4，就是 12 小时的胎动次数。

不同孕周的胎动次数会有所差别。一般每小时动 3 次以上，12 小时动 30 次以上，说明胎宝宝情况良好；如果 12 小时胎动少于 20 次，就意味着胎宝宝有宫内缺氧的可能；如果 10 次以下，说明胎宝宝有危险，需要马上去医院检查了。

方法 2 每天空闲时间，记录连续 10 次胎动所需的时间。如早晨 8 点开始数，第 10 次胎动时是 9 点，则 10 次胎动用时 60 分钟，记在表格里。如果 10 次胎动时间小于 120 分钟，则表示胎动正常，如果大于 120 分钟或无胎动，则需要马上去医院了。

胎动时间	星期一	星期二	星期三	星期四	星期五	星期六	星期日
0～30 分钟							
30～60 分钟							
60～90 分钟							
90～120 分钟							
超过 2 小时							

什么情况属于胎动异常

孕妈妈计算出的 12 小时内的平均胎动数如果小于 20，就属于胎动异常。另外，存在以下情况时，也属于胎动异常。

1. 孕妈妈连续计数 6 小时，其中每小时的胎动次数都小于 3。
2. 胎动较平时明显增多，后来却明显减少。
3. 胎动突然变得剧烈或胎动的幅度突然显著增大，后来又大幅度变小。
4. 第二次记录的胎动数与前一次记录的数值相比，减少了一半。

一定要重点看

孕 24～28 周：妊娠糖尿病筛查

扫一扫，听音频

什么是妊娠糖尿病

妊娠糖尿病是指怀孕前未患糖尿病，而在怀孕时才出现高血糖的现象，发生率为 10%～15%，多数妊娠糖尿病患者并没有多饮、多尿、多食的“三多”症状，有的可能会有生殖系统念珠菌感染反复发作。

筛查过程是怎样的

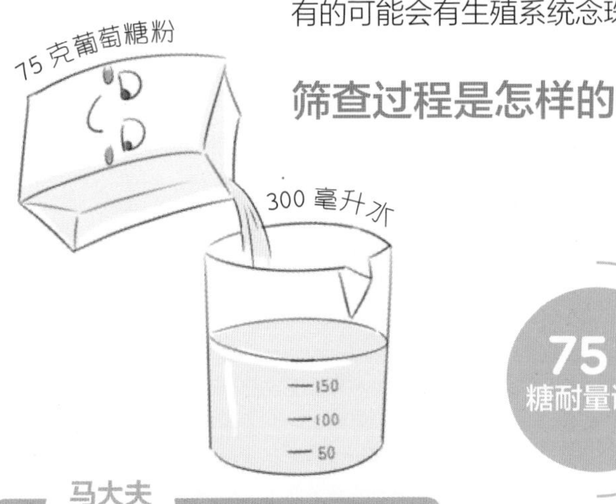

75 克糖耐量试验

- 空腹 12 小时（禁食禁水）**抽血**
- 将 75 克口服葡萄糖粉溶于 300 毫升温水中 **5 分钟内喝完**
- 喝第一口水开始计时，服糖后 1 小时、2 小时后**分别抽血测血糖**

诊断结果

空腹 <5.1 毫摩尔 / 升、1 小时后 <10.0 毫摩尔 / 升、2 小时后 <8.5 毫摩尔 / 升为正常。如果有 1 项或 1 项以上达到或超过正常值，就可诊断为妊娠糖尿病

马大夫有话说

血糖控制不好就要采用胰岛素治疗

如果血糖控制得不好，就需要加用胰岛素了。胰岛素不会通过胎盘，对胎宝宝没有影响。生完宝宝可以停用胰岛素，否则会对胰岛素产生依赖。需要提醒各位孕妈妈的是，注射胰岛素期间，孕妈妈一定要合理饮食，不吃含糖量高的食物。

读懂糖尿病筛查单

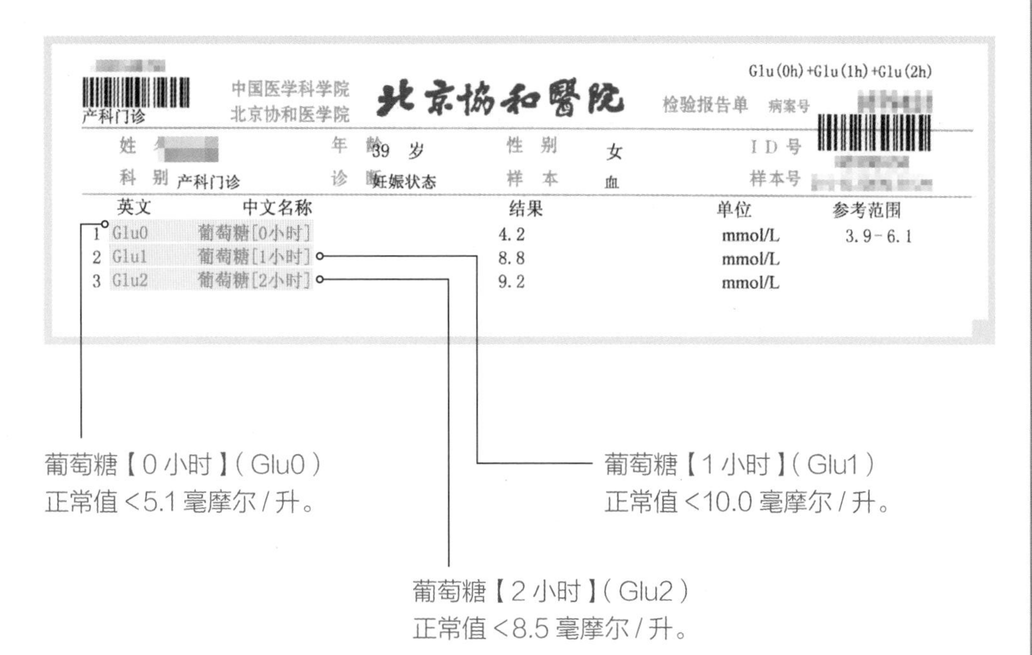

中国医学科学院 北京协和医学院 **北京协和醫院** 检验报告单 病案号

Glu(0h)+Glu(1h)+Glu(2h)

产科门诊

姓名　　年龄 39 岁　　性别 女　　ID 号

科别 产科门诊　　诊断 妊娠状态　　样本 血　　样本号

	英文	中文名称	结果	单位	参考范围
1	Glu0	葡萄糖[0小时]	4.2	mmol/L	3.9-6.1
2	Glu1	葡萄糖[1小时]	8.8	mmol/L	
3	Glu2	葡萄糖[2小时]	9.2	mmol/L	

做糖筛之前需要做什么准备

1. 糖筛的前一天，要清淡饮食，适当控制糖分的摄入，但不要过分控制，否则反映不出真实情况。千万不要为了“过关”而“作弊”，一定要让医生知道真实的数据。

2. 检查的前一天晚上 8 点以后不要进食、喝水。

糖筛当天的注意事项

除在做糖尿病筛查前，要先空腹 12 小时再进行抽血，也就是说孕妈妈在产检的前一天晚上 8 点以后应禁食。检查当天早晨一定不能吃东西、喝饮料、喝水。

喝葡萄糖粉的时候，孕妈妈要尽量将糖粉全部溶于水中。如果喝的过程中洒了一部分，将影响检测的准确性，建议改天重新检测。

控制血糖，吃饭要有分寸

饮食调整可帮助孕妈妈预防体重增长过快，控制血糖水平。

注意热量需求

孕早期无须特别增加热量，孕中、晚期可在孕前所需热量的基础上，每天分别增加300千卡、450千卡的热量。

少食多餐

将每天应摄入的食物分成五六餐，特别应注意晚餐与隔天早餐的时间相距别过长，所以睡前可吃一些点心。每日的饮食总量要控制好。

饮食以清淡为主

控制植物油及动物脂肪的用量，尽量少用煎炸的烹调方式，多选用蒸、煮、炖等烹调方式。

富含优质蛋白质

注重并适量摄入蛋、奶、鱼、大豆制品等富含优质蛋白质的食物。

适量摄入膳食纤维

如摄入未经过精加工的全谷物和根茎类食物、增加绿叶蔬菜的摄取量、不喝甜饮料等。需要注意，千万不要无限量地吃水果。血糖控制稳定的孕妈妈，每天食用水果的量不宜超过200克，并且要在两餐之间吃，以免餐后血糖过高，加重胰腺的负担。

多吃中、低GI食物

GI是指食物血糖生成指数，多选择中、低GI食物，同时采用可降低食物GI值的烹调方式，合理安排膳食，对于调控血糖大有好处。低GI食物包括煮黄豆、花生、低脂牛奶，大部分叶类和菌藻类蔬菜，比如海带、菠菜等；中GI食物包括面条、菠萝、土豆泥等；高GI食物有草莓酱、甜点以及高糖水果，如西瓜、荔枝等。

降低食物血糖生成指数的烹调方法

孕妈妈日常饮食中，除了避免吃过甜的食物外，还要选择一些降低食物GI值的烹调方法，这样能更好地控制血糖。

增加全谷粗粮的摄入，比如用全麦面粉代替精白面粉

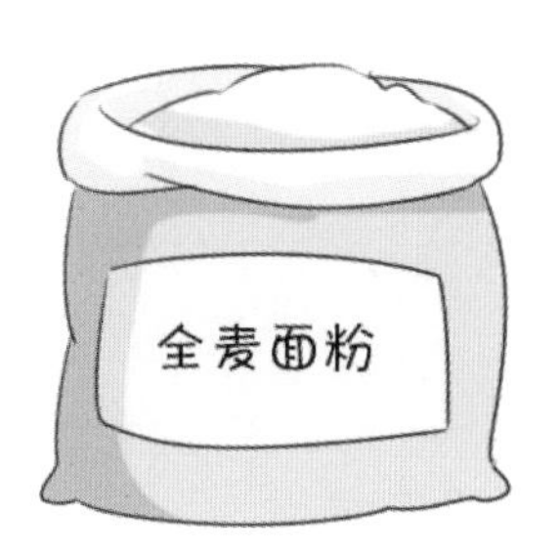

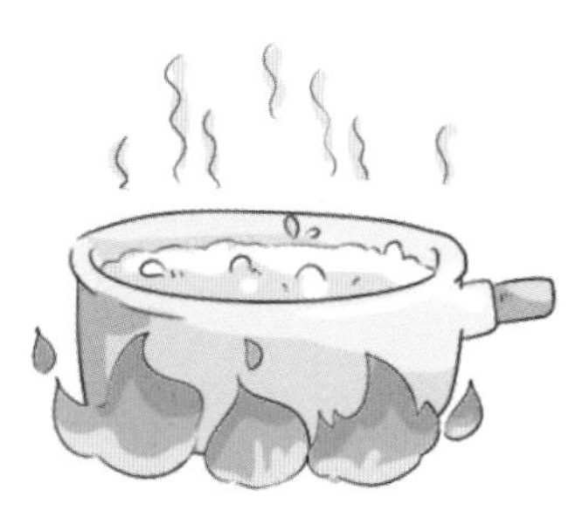

烹调要用大火快煮，不要长时间煮，以降低食物的糊化程度

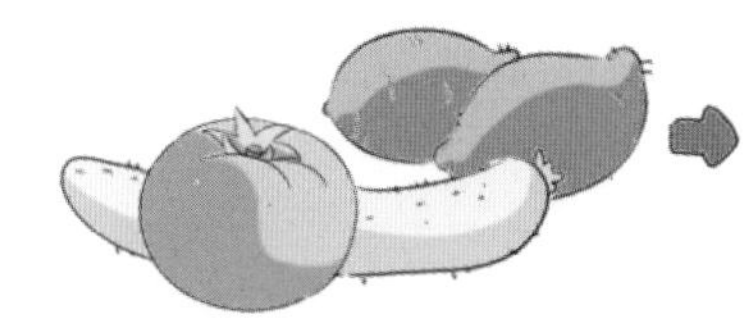

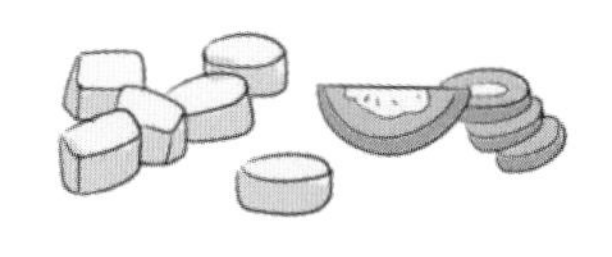

蔬菜、肉类等不要切得太小或剁成泥状

做做喜欢的运动，控糖、顺产两不误

对于孕妈妈来说，运动具有和饮食一样重要的地位。孕中期可以做的运动比较多，比如孕妇瑜伽、体操，最简单的是要每天坚持到户外散步，呼吸新鲜空气的同时，不仅能帮助稳定血糖，也能促进分娩。

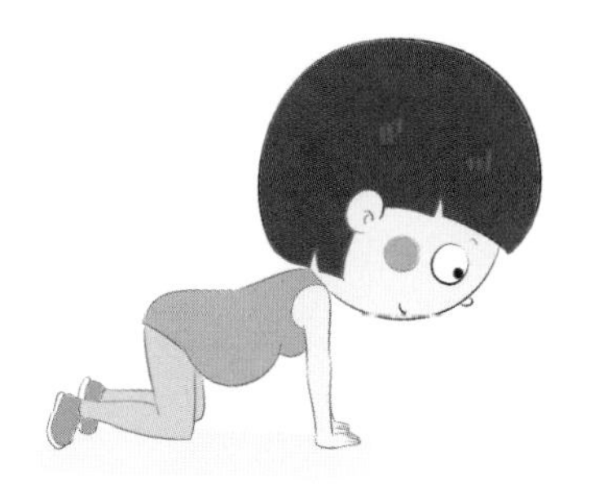

❶ 手和膝盖打开，双手臂与肩同宽，双膝与髋同宽，趴在地上。吸气，同时仰头向上看，向下弯曲背部。

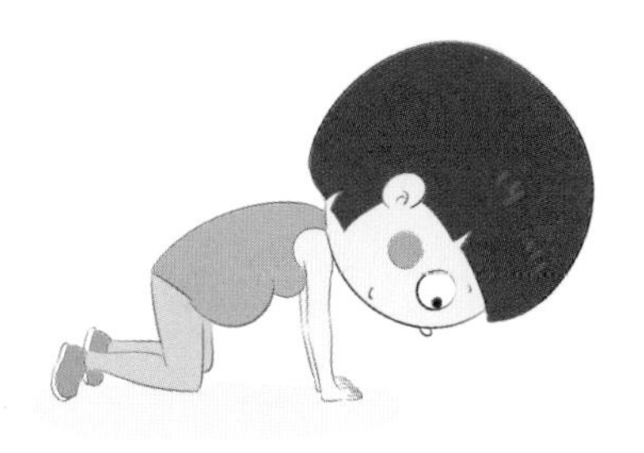

❷ 一边吐气，一边将头向下低至两臂之间，背部向上拱起。用手按住地板，想象肩胛骨张开，重复 2 次。

饮食指南：每天最好吃 20 种食物

扫一扫，听音频

避免饮食单一，吃得种类越多越好

孕妈妈每天宜摄入多样的食物种类，可确保膳食结构的合理性和营养的均衡性，避免饮食单一对母体和胎儿的不利影响。孕妈妈可以选取以下食物种类：蔬果类、谷薯类、肉蛋奶类、坚果类、豆类、水产类等，最好保证每天摄入食物的种类有 20 种。

五谷豆类，粗细混搭，每天至少吃 4 种

1 种面食	1 种豆类	2 种米食
玉米面、小麦面、荞麦面、燕麦面、豆面等面食类，任选其中1种。如：荞麦面条、玉米面饼等	可选择红豆、黑豆、青豆、绿豆等其中1种。如：红豆粥、绿豆糕等	可在米类中（小米、黑米、大米、高粱米、糯米等）选择其中 2 种食用。如：小米粥、黑米粥。也可以粗细粮搭配吃，如燕麦和大米做成米饭、红豆与大米熬粥等

水果每天任选 2 种

水果含有丰富的维生素、膳食纤维等营养物质，孕妈妈每天宜摄入低糖新鲜水果 100~200 克。有些水果带有天然酸味，且含有较多的维生素 C、果胶，比如橙子、橘子、柚子等，非常适合口味喜酸的孕妈妈。

蔬菜每天至少 4 种

蔬菜含有丰富的膳食纤维、矿物质和维生素，孕妈妈每天宜摄入蔬菜 300~500 克。其中，绿色蔬菜、黄色蔬菜、红色蔬菜、黑色蔬菜等有色蔬菜营养更加丰富，宜多食用。

肉类每天至少 1 种

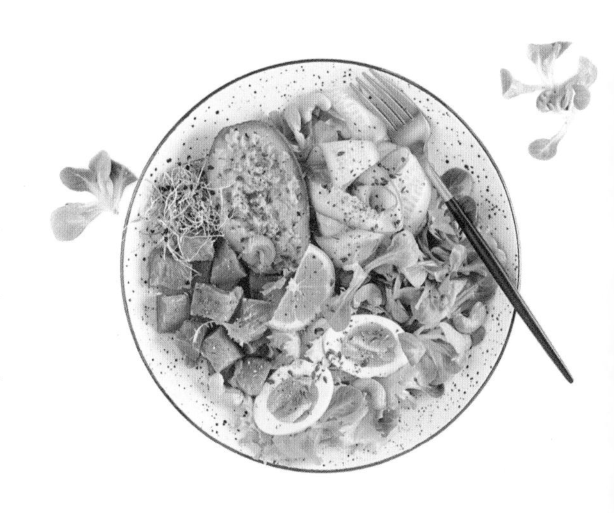

肉类是蛋白质、维生素及各种矿物质的良好来源，孕中期孕妈妈每天宜摄入 100~150 克的肉类（包括畜禽鱼虾）。孕妈妈也可经常吃一些新鲜的海产品，如鱼肉、虾皮。

蛋类每天 1 种

蛋类是天然的优质蛋白质食物，且含有丰富的 B 族维生素、叶酸及脂溶性维生素，孕妈妈每天可选任何一种蛋类食用，如鸡蛋、鸭蛋、鹌鹑蛋、鹅蛋等。制作蛋类时，最好不要油煎，做成蛋羹或直接煮着吃最好。

每天来点奶及奶制品

牛奶、羊奶等奶类具有营养成分齐全、易消化吸收的特点，含有丰富的蛋白质、维生素 A、维生素 B_2 及钙、磷、钾等多种矿物质，是孕妈妈膳食中钙的最佳来源。从孕中期开始，孕妈妈每天宜摄入 300~500 毫升的牛奶。喝奶后腹泻的孕妈妈，可选择饭后喝或改为酸奶，也可以食用奶酪等奶制品。

大豆制品每天 1 种，排除豆泡

大豆制品如豆腐、豆浆、豆腐皮等含有丰富的优质蛋白质、B 族维生素及矿物质等，孕妈妈每天宜摄入 50~100 克的大豆制品。此外，孕妈妈选择大豆制品时，宜排除豆泡、炸豆腐等，因为这类大豆制品在加工过程中可能添加了过多化学成分，且含有较多脂肪和盐分，对孕妈妈健康不利。

每天任选 1 种坚果，一掌心的量就够

花生、腰果、核桃、葵花子、开心果、杏仁等坚果类食品，孕妈妈每天可选择其中一种食用。坚果类富含多不饱和脂肪酸、维生素 E 和锌，可促进食欲，帮助排便，对孕期食欲不振、便秘都有好处。但是坚果类油性比较大，而孕妈妈的消化功能相对较弱，过量食用很容易引起消化不良，每天一掌心的量就足够了。

增加膳食纤维，预防孕中晚期便秘

扫一扫，听音频

膳食纤维促进肠道蠕动，帮助排便

孕妈妈可在饮食中适量增加富含膳食纤维的食物，能促进肠道蠕动、保护肠道健康、预防便秘。膳食纤维还能帮助孕妈妈控制体重，预防龋齿，预防糖尿病、乳腺病、结肠癌等多种疾病。

膳食纤维分可溶性和不可溶性，不是有筋食物含量就高

膳食纤维根据水溶性的不同分为可溶性和不可溶性两种。可溶性膳食纤维主要存在于水果和蔬菜中，如胡萝卜、绿色蔬菜、魔芋、海带、柑橘、梨等含量较多。不可溶性纤维主要存在于谷类、豆类食物中，如谷物的麸皮、全谷粒、坚果类、干豆等，不是有筋食物含量就高。

蔬果、粗粮、豆类都是膳食纤维好来源

蔬果、粗粮、豆类都含有丰富的膳食纤维，常见食物来源有银耳、木耳、紫菜、黄豆、豌豆、荞麦、绿豆、红枣、玉米面、燕麦、黑米、石榴、桑葚、西蓝花、大白菜等。

孕妈妈每天需要 25 克膳食纤维

建议孕妈妈每天摄入 25 克左右的膳食纤维。要摄入这 25 克膳食纤维，孕妈妈每天大约可吃 60 克魔芋、50 克豌豆和 75 克荞麦馒头就够了。

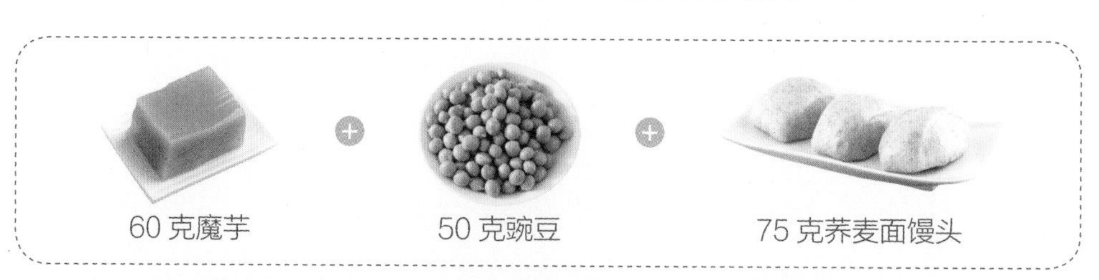

注：此处的食材类别和克数是建议用量，读者可根据实际情况摄取。

补充膳食纤维时要特别注意的事

孕妈妈在食用含膳食纤维丰富的食物后，一定要多喝水，孕期宜每天至少喝1700毫升左右的温水，这样才能发挥膳食纤维的功效。因为膳食纤维会吸收肠道内的水分，如果肠内缺水就会导致肠道堵塞。特别是有便秘症状的孕妈妈，补充膳食纤维的同时更需多喝水，否则便秘症状有可能加剧。

膳食纤维不是吃得越多越好

膳食纤维的摄入量，每个孕妈妈应当根据自己的具体情况来定，若摄入过多，会加速肠蠕动，缩短食物在体内停留的时间，这样可能造成大量的营养物质来不及被身体吸收就排出体外，不利于孕妈妈和胎儿的营养补充。此外，过多摄入膳食纤维还容易引发腹胀等。

粗细粮搭配补充

精白米面在加工处理时，会损失掉很多膳食纤维和B族维生素，孕妈妈日常饮食不要吃得过分精细，要粗细粮搭配食用。选择粗粮时，孕妈妈可多选择全谷物，如全麦面包、燕麦等。粗细粮搭配食用时，孕妈妈不需要将细粮全部换成粗粮，只要让粗粮的量占到主食总量的1/3就行，比如煲一锅杂粮粥，加点小米、杂豆；做面食时，在精面粉里掺点全麦粉。

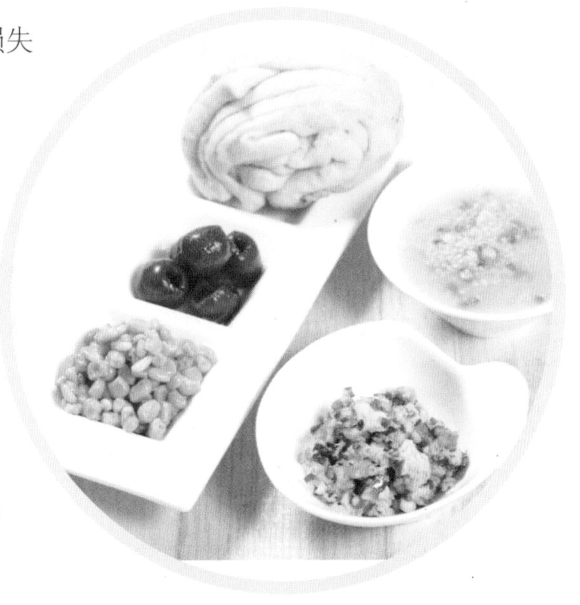

孕妈妈可以经常吃点玉米，能促进胃肠蠕动，缓解孕期便秘，还有助胎宝宝的眼睛发育

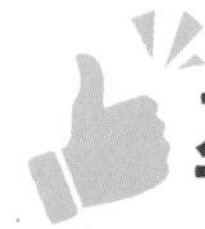

孕妈妈营养美食

牛肉燕麦粥

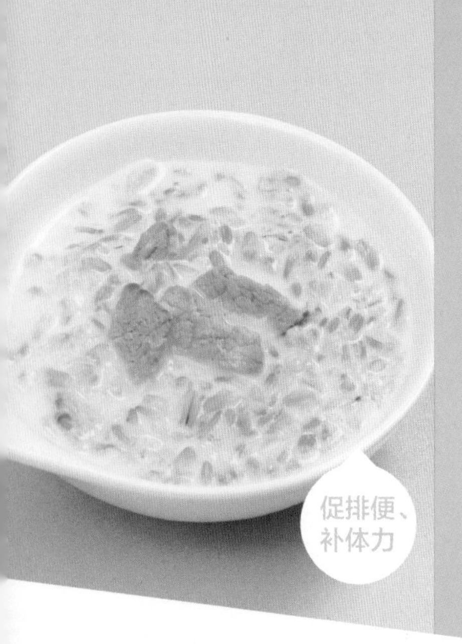

材料 牛里脊肉25克，燕麦片50克，牛奶100毫升。

做法

❶ 牛里脊肉洗净，切小片。

❷ 锅中放适量清水，倒入燕麦片煮5分钟，倒入牛肉片，煮3分钟，倒入牛奶，煮沸即可。

功效 燕麦、牛奶、牛肉搭配食用，富含蛋白质、B族维生素、膳食纤维、钙等，既能补充营养，还可改善消化功能，非常适合有便秘症状的孕妈妈吃。

特别提醒 牛肉质韧，煮的时候要煮透。燕麦片可以先用水煮，再加入牛奶，这样煮出的粥才黏稠，而且可以防止煳锅。

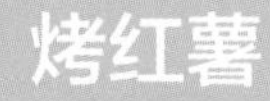

烤红薯

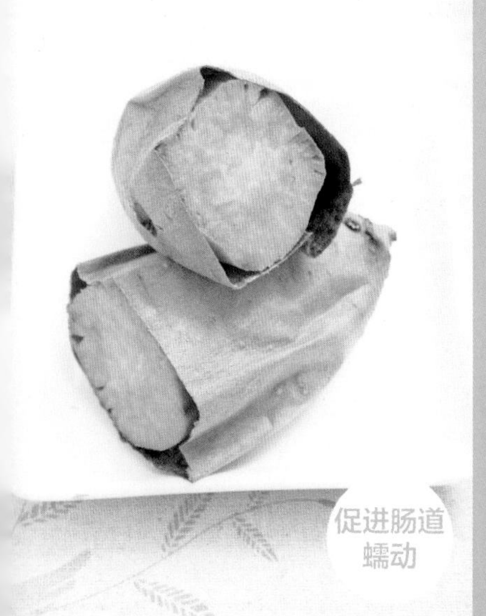

材料 红薯2根（每根约150克）。

做法

红薯洗净，沥干水分，用食品专用锡箔纸包好，放入烤盘中，送入电烤箱，用上下火220℃烘烤40分钟，取出食用即可。

功效 红薯所含的膳食纤维可促进肠道蠕动，帮助排出血液中多余的胆固醇，维持血管弹性，有利于稳定血压，非常适合妊娠高血压的孕妈妈食用。

特别提醒 孕妈妈宜避免一次食用过多，以免发生胃灼热、吐酸水、腹胀等不适症状。

香菇炒油菜

材料 油菜200克，水发香菇50克。

调料 葱末、姜末、酱油、料酒各3克，盐2克，白糖少许。

做法

❶ 油菜去根，洗净切段；香菇去蒂，洗净切块。

❷ 锅内倒油烧热，爆香葱末、姜末，加香菇块翻炒，倒酱油、料酒、白糖炒香，放入油菜段炒熟，加盐调味即可。

功效 油菜为低脂蔬菜，且含有膳食纤维、维生素C、胡萝卜素等；香菇是富含膳食纤维、维生素的菌类食物。这道菜可帮助孕妈妈调节机体免疫功能，宽肠通便、利尿消肿、美容养颜。

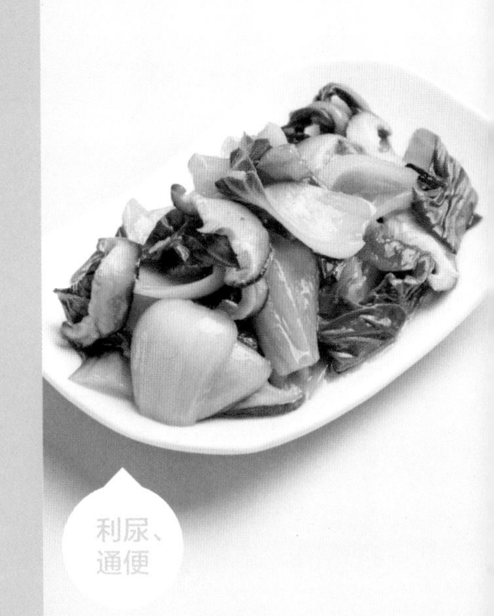

利尿、通便

冬瓜玉米焖排骨

材料 排骨250克，冬瓜、玉米各100克。

调料 葱段、蒜片、姜片各5克，生抽少许，盐2克。

做法

❶ 排骨洗净，切块，煮8分钟，捞出，用水冲洗，沥干；冬瓜去皮、瓤，洗净，切片；玉米洗净，切段。

❷ 锅内倒油烧热，爆香蒜片、姜片，倒入排骨块翻炒几下，再加入玉米段翻匀，加适量开水，盖盖，水开后转中火焖40分钟，加冬瓜片煮10分钟。

❸ 打开盖，加盐、生抽翻匀，放葱段调味即可。

功效 排骨可帮孕妈妈补充蛋白质、维生素和钙，具有滋阴壮阳、益精补血的功效；玉米、冬瓜可帮助孕妈妈消除水肿、护肤美白。

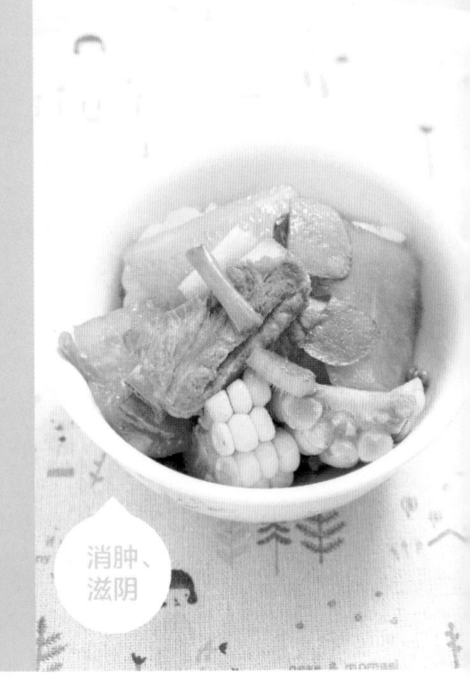

消肿、滋阴

安全运动：锻炼盆底肌，助顺产少侧切

扫一扫，听音频

运动准则

1. 注意力需集中，平躺或坐着均可。
2. 坚持每天练习，以不疲劳为度。

括约肌锻炼

括约肌锻炼可以加强肌肉的柔韧性，减少分娩时会阴撕裂与侧切，还可以延缓孕妈妈盆腔器官的老化。具体做法如下。

1. 孕妈妈绷紧阴道、肛门部位的肌肉，每次坚持8~10秒，每天做200次。

2. 孕妈妈也可以在小便时试着停一下憋几秒尿，使肌肉收缩，以达到锻炼括约肌的目的。

会阴按摩

妊娠28周的孕妈妈可每天进行会阴按摩，增加肌肉组织的弹性和柔韧性，这样也可帮助避免会阴侧切。具体做法如下。

1. 进行按摩前孕妈妈需注意卫生，剪短指甲、洗净手，选择舒适的地方坐下，把腿伸展开，呈半坐着的分娩姿势，了解会阴所在位置。

2. 选择水溶性润滑剂，轻轻涂抹在会阴位置，然后将自己的拇指尽量深地插入阴道，朝着直肠的方向按压会阴组织，并轻轻伸展至会阴口，直到自己觉得有轻微的烧灼或刺痛的感觉，保持伸展直到刺痛消失，随后继续。

3. 在按摩过程中，孕妈妈可以在阴道里勾起自己的拇指，并且慢慢地向前拉伸阴道组织，因为分娩时，宝宝的头也是这样出来的。

在做这项会阴按摩时，孕妈妈应格外注意：过于用力会造成会阴部敏感肌肤出现瘀伤和刺痛，且按摩时不要用力按压尿道，否则会导致感染和发炎。

美育胎教：让胎宝宝感受大自然的美好

扫一扫，听音频

什么是美育胎教

欣赏名画、书法、雕塑及戏剧，观赏舞蹈、影视等文艺作品，接受美的艺术熏陶，家庭绿化、居室布置等活动，都属于美育胎教的范畴。观赏大自然的优美风光，把内心感受描述给胎宝宝听也是美育胎教之一。

进行一次“森林浴”吧

在大自然的美景当中，人往往是最舒服的。孕妈妈多到大自然中欣赏美景，可以促进胎宝宝大脑的发育。大自然中空气新鲜，常呼吸新鲜空气，对孕妈妈和胎宝宝的健康也很有好处。

孕妈妈可以在悠闲的时候跟准爸爸一起到附近公园的小树林里散散步，选择树木茂盛的地方，尽情享受一次“森林浴”吧。

最佳时间

进行森林浴的最佳时间是树木繁盛的春末到初秋季节。这段时间温度和湿度适宜，植物杀菌素会被大量释放出来，让人感觉心旷神怡。此外，一天当中最好的时段是上午 8~10 点。

最佳方法

进行森林浴时，要保持内心平和，一边呼吸新鲜空气，一边给胎宝宝描述你所看到的景物，路边的花草、树木、蜜蜂、蝴蝶等，都是与胎宝宝进行对话的素材。

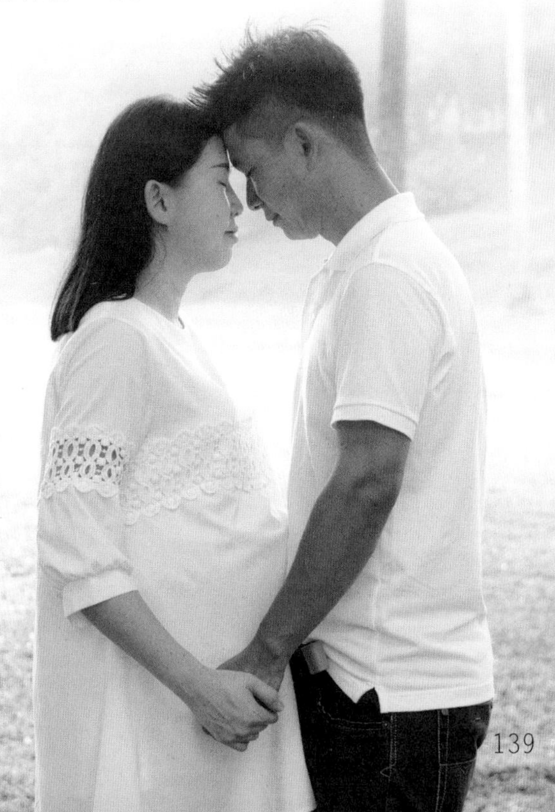

专题

马大夫问诊室

扫一扫，听音频

总是睡不好觉怎么办？

马大夫答：有些孕妈妈到了孕中期会出现失眠，如何缓解失眠情况呢？①为自己创造一个良好的睡眠环境；②睡前 2 小时内不要吃不易消化的食物；③睡前半小时喝一杯牛奶；④睡前可以适当听听音乐、散散步，定时上床睡觉；⑤每天晚上洗个温水澡或用热水泡脚；⑥最好能保持左侧卧位的习惯，以促进血液循环，减轻心脏负担，提高睡眠质量；⑦放松心情，白天适当进行如散步、做孕妇操等适度活动，也可减轻紧张情绪，提高睡眠质量。

孕期可以使用腹带吗？

马大夫答：孕妈妈可在医生的建议下决定是否需要使用腹带。腹带有松紧之分，过松的腹带无法起到托腹效果，而过紧的腹带对胎儿发育不利。存在以下情况的孕妈妈需要使用腹带：①腹壁发木、颜色发紫；②胎儿过大；③双胞胎或多胞胎；④悬垂腹，严重压迫耻骨；⑤有严重的腰背疼痛；⑥用来纠正胎位不正；⑦腹壁肌肉松弛的经产妇。这些孕妈妈使用腹带时，也要在医生指导下进行。

孕中期每次产检都要监测胎心，还要自己数胎动吗？

马大夫答：孕妈妈自己监测胎动，可以对腹中的胎儿多一层保护。因为孕期定期到医院检查是暂时性的、间断性的，不是动态的、连续的观察，只能反映检查当时胎儿的情况。如个别胎儿出现突发异常情况，定期检查就无法及时发现，错失抢救机会。

PART 8

怀孕第 8 个月

（孕 29～32 周）

步入孕晚期

扫一扫，听音频

孕妈妈
胃口又变差了

孕妈妈的肚子越来越大，子宫内的活动空间越来越小了，时而会感到呼吸困难。

乳头周围、下腹及外阴部的颜色越来越深，肚脐可能被撑胀向外凸出；妊娠纹和妊娠斑可能更为明显了。

妊娠水肿可能会加重；阴道分泌物增多，排尿更频繁了；还可能会出现失眠、多梦，进而加重紧张和不安。

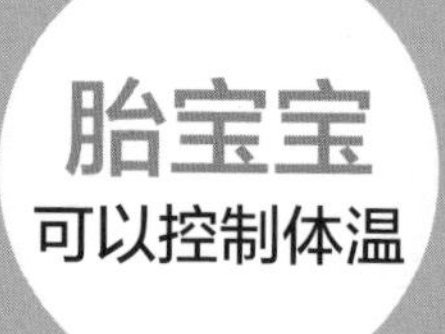

五官：眼睛能辨认和跟踪光源。

器官：第31周，胎宝宝的大脑中枢神经已经成熟到可以控制自己的体温。胎宝宝已经长出胎发。胎宝宝皮肤的触觉已发育完全，皮肤由暗红变成浅红色。肺和胃肠功能已接近成熟，能分泌消化液。男宝宝的睾丸这时正处于从肾脏附近的腹腔沿腹沟向阴囊下降的过程中；女宝宝的阴蒂已显现出来，但并未被小阴唇所覆盖。

四肢：手指甲已很清晰。身体和四肢还在继续长大，最终要长得与头部比例相称。

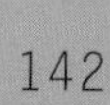

准备待产包

妈妈所需物品清单

妈妈用品	
便携式前扣式 睡衣 2 套	产后新妈妈会出很多汗，睡衣一定要选择纯棉透气的。需要注意的是，新买的睡衣要清洗后再穿。此外，剖宫产妈妈要买宽松肥大的睡衣，避免压迫伤口
出院衣服 1 套	要准备一套适合出院当天穿的衣服，包括新妈妈的外套、帽子、袜子、鞋子、哺乳内衣、防溢乳垫，注意防止受风
纯棉内裤 3~4 条	最好多带些，需要勤换
带后跟的拖鞋 1 双	新妈妈生完宝宝后要下床走动，需要穿上带后跟的拖鞋，避免着凉
棉袜 3 双	新妈妈生完宝宝后，身体的骨骼关节多是张开的，很容易受风，尤其是脚部，穿上棉袜可以避免脚部受风
产妇专用卫生巾 3~4 包	生完宝宝后，新妈妈恶露较多且会持续一段时间，需要多准备一些
马桶垫纸、卫生纸、酒精湿巾纸、口罩各适量	这些医院随时可以买到，不用带太多
盆 3 个	1 个洗脸用，1 个泡脚用，1 个洗外阴用
毛巾 4 条	1 条擦脸，1 条擦脚，1 条擦下身，1 条擦拭乳房
洗漱用具 1 套	牙刷、漱口杯、牙膏（漱口水）、香皂、洗面奶
餐具 1 套	在医院订餐时用于盛饭菜
带吸管的水杯 1 个	产后新妈妈不方便起身，非常实用
食物适量	可以适当准备一些巧克力或牛奶。顺产妈妈生完宝宝后，可以喝杯红糖水，既能恢复力气，又能促进下奶；剖宫产妈妈则要在排气后可进食了再喝

宝宝所需物品清单

宝宝所需物品	
婴儿抱被 1 条	这是宝宝出院时用的，可以根据气候选择薄厚
和尚服 2 套	纯棉的和尚服较好，可以根据气候选择薄厚。如果是炎热的夏季，也可以准备一两件小肚兜，但使用前一定要清洗干净
纯棉尿布或纸尿裤适量	宝宝刚出生时大小便比较多，需要多准备一些
湿巾纸 1 包	宝宝大小便后需要及时清洁屁屁
小毛巾 2 条	选择材质柔软的小方巾，可以给宝宝洗脸、洗屁屁
护臀霜 1 支	宝宝要经常换尿布或纸尿裤，为了防止出现红臀，可以擦些护臀霜
婴儿润肤霜	用于给宝宝洗澡后皮肤护理
特别说明：产后 3 天即便没有下奶，也不要轻易给宝宝喂奶粉，宝宝刚出生胃容量小，不吃也饿不坏，同时妈妈要树立母乳喂养的决心	

辰辰妈经验谈

生产时住院所需物品

我临产的时候，是紧急进医院的，幸亏当时提前准备好了待产包，后来委托弟媳回家取的，除了自己用的产妇卫生巾、孩子用的纸尿裤，还有门诊卡、历次产检报告单、夫妻身份证复印件、准生证复印件，以及记录宫缩时间、强度用的纸、笔、带秒表的手表等，我都提前装进包里了，这样省事不少，不然到生产的时候就会手忙脚乱……

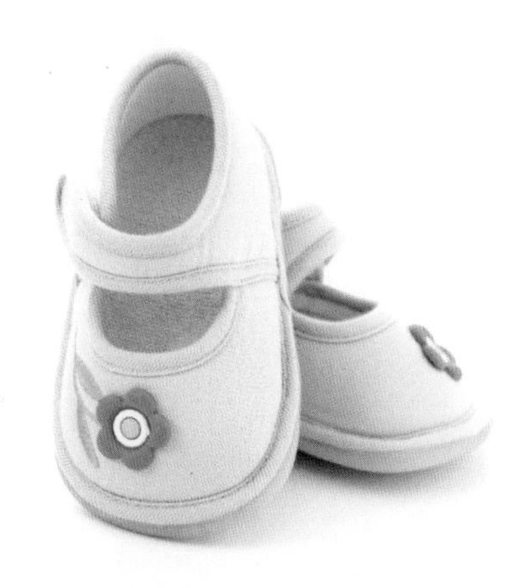

妊娠高血压筛查

扫一扫，听音频

妊娠高血压是怎么回事儿

妊娠高血压又叫妊娠高血压综合征，发生率约5%，表现为高血压、蛋白尿、水肿等，简称“妊高征”。孕妈妈要注意预防妊高征，一旦患病要积极治疗，以免引发子痫。

血压是整个孕期都需要监测的重点，孕32~34周，孕期水肿的发生率很高，因此要格外注意排查水肿，预防妊高征的发生。

妊娠高血压以预防为主

目前还没有预测妊娠高血压的可靠方法，做好预防对于降低其发生具有重要意义，而自觉进行产前检查就是一个有效预防的手段。同时注意合理饮食，进食富含蛋白质、维生素、铁、钙、锌等营养素的食物，减少动物脂肪和盐的摄入。平时要保证足够的休息和保持愉快的心情。

先兆子痫是非常危险的并发症

先兆子痫是以高血压和蛋白尿为主要临床表现的一种严重妊娠高血压并发症。孕24周后，在常规检查中发现蛋白尿、血压升高、体重异常增加，且脚踝部开始水肿，休息后水肿也不消退，同时在这些症状的基础上伴有头晕、头痛、眼花、胸闷、恶心甚至呕吐，以及随时都有可能出现的抽搐，这就是先兆子痫。先兆子痫对母胎均会造成不良影响。

对孕妈妈的影响：出血、血栓栓塞（DIC等）、抽搐、肝功能衰竭、肺水肿、远期的心脑血管疾病甚至死亡。

对胎儿的影响：早产、出生体重偏低（低体重儿）、生长迟缓、肾脏损伤、胎死宫内。

如何预防先兆子痫的发生

1. 注意休息：正常的作息、足够的睡眠、保持心情愉快。

2. 控制血压和体重：平时注意血压和体重的变化。

3. 均衡营养：不要吃太咸、太油腻的食物；多吃新鲜蔬果。

4. 坚持合理的运动锻炼。

一定要重点看

关注胎位

扫一扫，听音频

胎位是决定能否顺产的重要因素

决定顺产需考虑 4 个主要因素：产力、产道、胎儿以及孕妈妈的精神因素。其中，胎位直接关系到孕妈妈的分娩方式。胎儿身体比例最大的部分是胎头，正常发育的胎儿，如果胎头位置正常，在产力的推动下，可顺利通过产道分娩。

正胎位是什么

处在羊水中的胎儿，受浮力影响加上头部较大，孕晚期时会出现头下臀上的姿势。正常的胎位为头下臀上、胎头俯屈、枕骨在前，这样的姿势可使枕部最先伸入骨盆，使得分娩比较顺利，即“趴着生”。

胎位不正有哪几种情况

孕 28 周以前，胎宝宝很小，羊水相对较多，胎宝宝的活动范围大，位置不固定；孕 32 周之后，胎宝宝长得很快，羊水相对较少，胎宝宝的位置相对固定。而此时如果胎宝宝在子宫内没有转成头部朝下、臀部朝上的姿势即为胎位不正。常见的胎位不正有以下几种情况。

1 **臀位：**胎宝宝处在头上臀下姿势，分娩时臀部先露，或者脚或膝部先露的臀位，分为单臀、混合臀和足位。

2 **横位：**分娩时手臂、肩部先露。

3 **复合先露：**胎宝宝的头部或臀部合并上肢脱出、同时进入骨盆者为复合先露。一般临床上头和手同时进入骨盆者多见，如不纠正，不能自然分娩。

4 **头位不正：**以上三种胎位是常见的胎位不正，但有些胎宝宝虽然也是头部朝下，也存在胎位不正，称为头位不正。

胎位什么时候固定

孕 8 月（孕 32 周）以后，胎儿的增长速度加快，孕妈妈子宫内的活动空间越来越小，这时候胎位相对固定，且胎宝宝自行纠正的机会变少。胎位不正会直接影响正常分娩，所以孕妈妈要及时纠正，对预防难产至关重要。孕妈妈可通过适当运动、按摩等方法来纠正，同时也不排除胎宝宝通过不断旋转而自己纠正的情况。

纠正胎位不正的最佳时间

胎位不正与妊娠周数也有很大的关系，纠正胎位不正的最佳时间可参考下表。

妊娠周数	胎位不正
孕 30 周之前	只需加强观察，这个时期，胎儿个体小、活动空间较大，胎位不固定
孕 30~32 周	纠正胎位的最佳时段
孕 32 周以后	胎位基本固定

马大夫有话说

纠正胎位不正一定要在医生的指导下进行

孕妈妈在纠正胎位不正时，具体该如何做，需要听从产科医生的指导，不能擅自延长动作的时间和次数，否则可能会因为不当动作而引起脐带绕颈、脐带扭转或缠绕胎儿肢体等现象的发生。此外，还得注意以下几点。

- 进行胎位纠正一段时间后，定时去医院检查，随时观察胎位的变化情况。
- 在有家人陪伴的情况下进行胎位纠正动作，防止意外发生。
- 胎位不正一般不会影响胎儿健康，孕妈妈应保持心情舒畅，以积极的态度应对胎位不正，等待分娩。
- 妊娠 34 周以后的孕妈妈应慎用胎位纠正的方法，听从医生建议。

纠正胎位不正的胸膝卧式

孕妈妈排空膀胱，松解裤带，保持胸膝卧位的姿势，每日 2～3 次，每次 15～20 分钟，连做 1 周。这种姿势可使胎臀退出骨盆，借助胎宝宝重心改变自然完成头先露的转位，成功率 70% 以上。做此动作的前提是没有脐带绕颈，并且羊水量正常。

胸膝卧式

两膝着地，胸部轻轻贴在地上。尽量抬高臀部。双手伸直或叠放于脸下。睡前做 15 分钟左右。

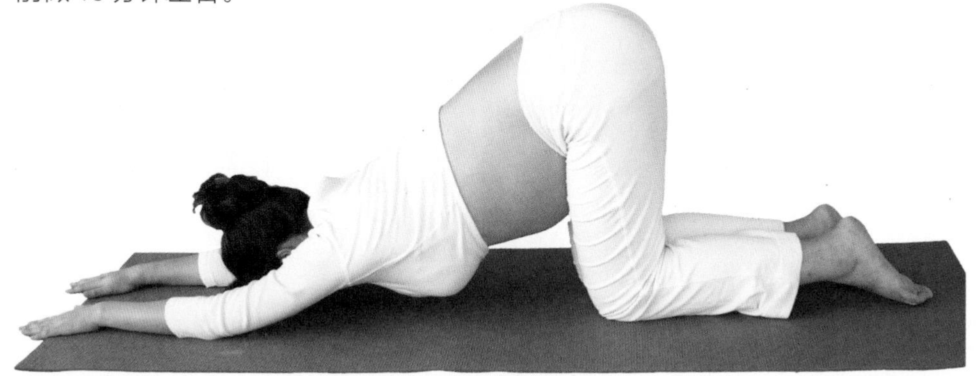

侧卧位纠正法

横位或枕后位可采取此法。就是孕妈妈在睡觉的时候采取让胎宝宝背部朝上的姿势，通过重力使胎位得以纠正；又或者之前习惯左侧卧的孕妈妈现在改为右侧卧，而原本习惯右侧卧者现在改为左侧卧。

具体做法是：侧卧，上面的脚向后，膝盖微微弯曲。

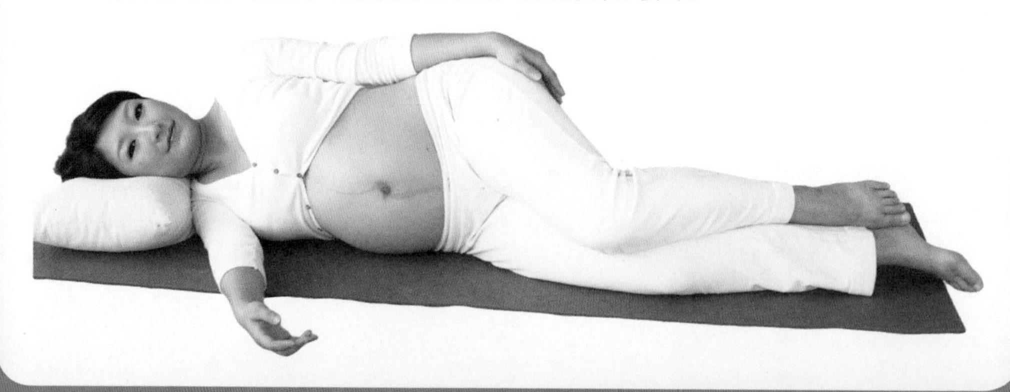

饮食指南：避免营养过剩

扫一扫，听音频

孕晚期蛋白质的每日摄入量要增加至 85～90 克

孕晚期是胎宝宝发育最快的时期，每日蛋白质的摄入量要增加到 85～90 克为宜。如果蛋白质摄入严重不足，也是导致妊高征发生的危险因素，所以孕妈妈每天都应摄入充足的蛋白质，并注意优质蛋白质的比例应达到总蛋白质摄入量的一半。可通过瘦肉、鱼肉、蛋类、大豆及其制品等补充。

面粉 100 克
薏米 100 克
小米 100 克 ＋ 罗非鱼 100 克 ＋ 鸡胸肉 100 克 ＋ 黄豆 50 克

注：以上可提供蛋白质约 88 克，为一日膳食蛋白质的主要来源，不足的部分可通过蔬菜、水果、薯类等获得。

脂肪摄入不过量，以不饱和脂肪酸为主

脂肪对孕妈妈和胎儿都十分重要，但是如果补得太多，摄入量明显大于消耗量，也会影响身体健康，会导致孕妈妈体重增加过多，妊娠高血压、妊娠糖尿病的发病率增大，导致胎儿体重超重，以致分娩困难等。

故在脂类的选择上，要注意多摄取含有不饱和脂肪酸的食物，如各种鱼类、坚果等。

继续补钙和铁

孕晚期，孕妈妈需要继续补充钙和铁。钙能促进胎儿的骨骼和牙齿发育，还可以帮助孕妈妈预防缺钙及妊娠高血压；铁可以预防孕妈妈贫血。

奶及奶制品、虾皮、大豆及其制品、芝麻等食物中含有丰富的钙。动物肝脏、动物血、瘦肉、蛋黄、海带、紫菜、木耳等中铁含量也较高。

孕妈妈营养美食

四喜黄豆

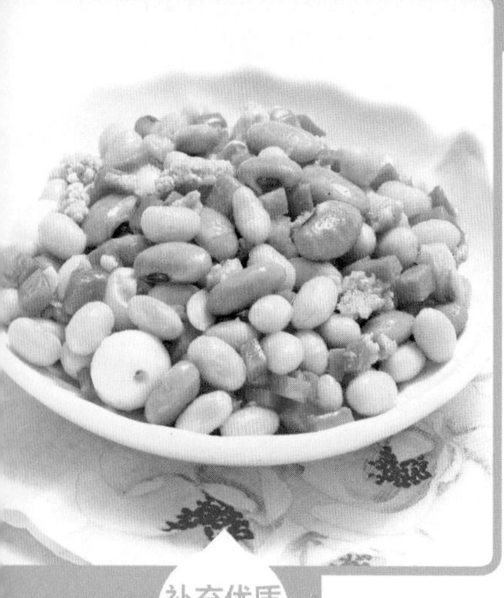

补充优质蛋白质

材料 黄豆50克，青豆、胡萝卜、莲子、瘦肉各30克。

调料 盐、白糖各3克，料酒、水淀粉各适量。

做法

1. 将材料分别洗净，瘦肉切粒，胡萝卜去皮切粒，黄豆先用清水浸泡2小时后煮熟备用，莲子煮熟。
2. 在瘦肉粒中加适量盐、料酒、水淀粉腌好，倒入油锅中炒熟，再加入黄豆、青豆、胡萝卜粒和莲子。
3. 将熟时，加入盐、白糖调味，再加入水淀粉勾芡即可。

功效 黄豆是优质蛋白质的良好来源。这道菜荤素搭配，可提高蛋白质在人体的吸收利用率。

奶酪土豆泥

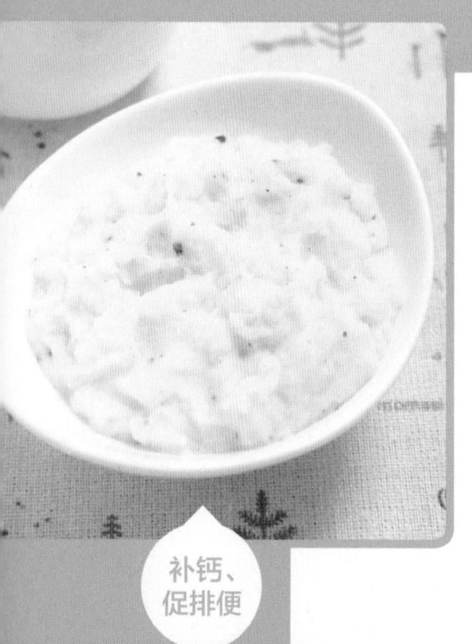

补钙、促排便

材料 土豆200克，牛奶100毫升，奶酪20克。

调料 黑胡椒碎、花椒、鸡汤、盐各适量。

做法

1. 土豆去皮，煮至烂熟，碾压成泥，放入小碗中；把奶酪、牛奶加入土豆泥中不断搅拌均匀。
2. 另取锅烧开鸡汤，放入黑胡椒碎和花椒，煮透后加盐调味，去掉花椒。
3. 将调配好的鸡汤倒入土豆泥中搅匀即可，可根据口味决定稀稠。

功效 奶酪富含钙，土豆富含膳食纤维，一起食用不仅能增强孕妈妈的体能，还有助于孕期控制体重、缓解便秘。

山药木耳炒莴笋

材料 山药100克，干木耳5克，莴笋200克。

调料 葱花10克，香油、醋、白糖各5克，盐2克。

做法

① 山药洗净，去皮，切片，焯烫，捞出控干；木耳泡发，去蒂，撕成小块，快速焯烫；莴笋去皮，切片。

② 锅内倒油烧热，爆香葱花，倒入莴笋片、木耳翻炒片刻，淋入少许水，放入山药片快速翻炒，调入盐、白糖、醋和香油，炒匀即可。

功效 山药有强身健脾的功效，木耳有养血补虚的功效，莴笋有宽肠通便的功效。三者搭配食用，可增强免疫功能、补脾养胃，非常适合脾胃虚弱的孕妈妈食用。

健胃、通便

菲力牛排

材料 牛里脊肉200克。

调料 盐3克，黑胡椒粉5克，蒜蓉、淀粉各6克，葱段15克，红酒、橄榄油各适量。

做法

① 牛里脊肉洗净，拿厨房用纸擦干表面水分，用保鲜膜裹起来，用松肉锤锤至松软，待用。

② 将橄榄油、红酒、盐、蒜蓉、淀粉、葱段、黑胡椒粉及少许凉白开放入调盆内搅匀制成酱汁。

③ 将牛里脊肉放入调盆内，用酱汁抓匀，放进冰箱里腌渍半天。

④ 电烤箱预热至230℃，烤盘内铺入锡箔纸，刷上一层油。

⑤ 将牛里脊肉放入烤盘内，烤制15分钟即可。

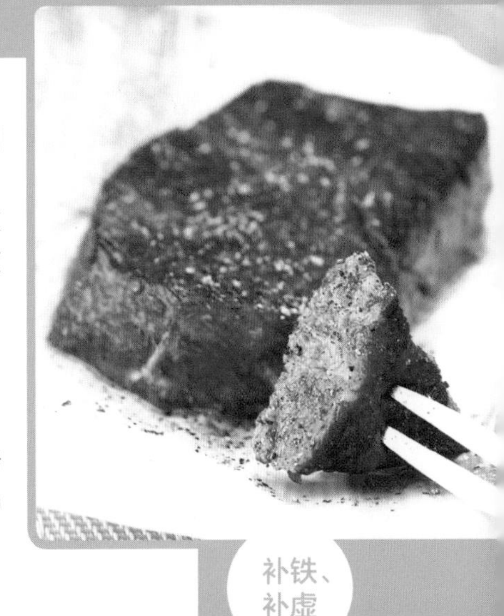

补铁、补虚

安全运动：改善腰背痛、四肢痛

扫一扫，听音频

运动准则

1. 活动四肢时，不可用力过猛。
2. 可改善腰背痛、四肢痛。不会耗费孕妈妈太大体力，孕妈妈可以休息一会儿再做，间歇性练习既不会太累，也可有效改善不适症状。
3. 运动前最好排空膀胱，使身体处于放松状态，这样有助于促进血液循环，更好地改善腰背痛、四肢痛。

手臂运动：缓解肩背痛

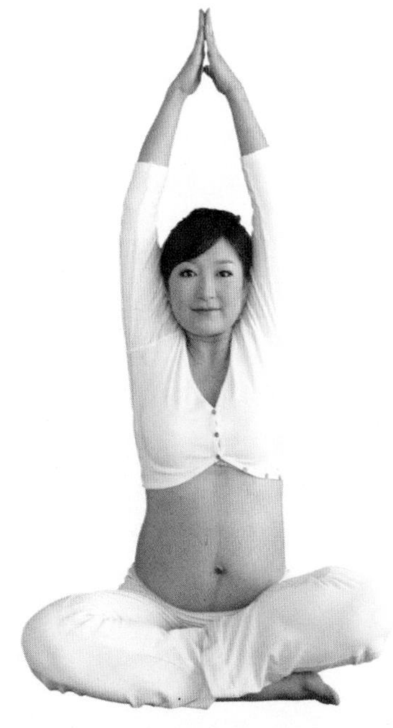

❶ 保持放松的坐姿，两肩向后倾的同时抬起双手，让肘部完全向上舒展后再放下，重复数次。

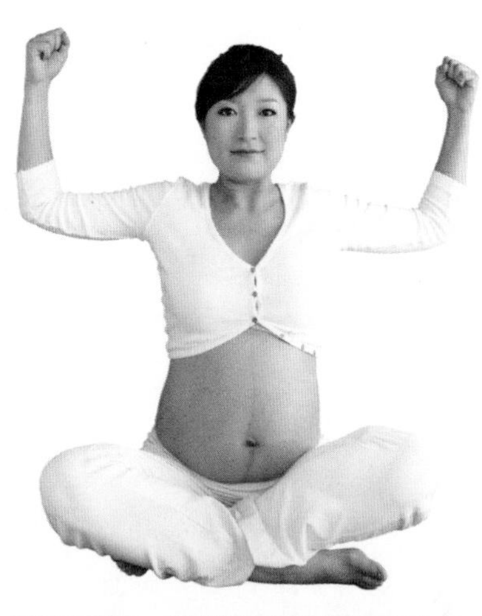

❷ 两手握拳，前臂和大臂呈 90 度角，向两边打开至最大。抬起双臂时吸气，向下放时呼气，反复进行。

趣味胎教：踢腹游戏

扫一扫，听音频

踢腹游戏怎么做

第1步 孕妈妈根据自己的胎动规律，发现胎宝宝胎动的时间、喜欢踢的位置，用手掌轻轻抚摸或轻拍那个部位。

第2步 抚摸或轻拍完后，如果胎宝宝没有回应，孕妈妈可再次轻拍一下；如果胎宝宝也踢了孕妈妈一下，就证明他在和孕妈妈做游戏。

第3步 一般胎宝宝踢完1~2分钟后会再踢，这时孕妈妈可以再轻拍几下被踢的部位，然后停下来。

第4步 随后，孕妈妈可在原来胎动的位置附近进行轻拍，胎宝宝踢的位置也会随之改变。

第5步 孕妈妈可重复做这个游戏，但游戏时间不宜过长，每次控制在5~10分钟即可。

可让大宝、准爸爸加入

二孩孕妈妈在做踢腹游戏时，可让大宝一起参与进来。孕妈妈可让大宝把手贴在自己的肚皮上，让大宝感受肚子里的弟弟或妹妹的运动，也可以让大宝代替自己轻轻拍打腹部胎动的部位，这样可以促进大宝和胎宝宝的感情。

准爸爸也可以一起参与踢腹游戏，在孕妈妈的腹部温柔地抚摸，感受胎宝宝的踢腹运动，这样还可以使孕妈妈精神放松、身心愉快，同时也可以加深一家人的感情。

马大夫有话说

踢腹游戏时需要注意什么

- 胎宝宝一般在晚上活动最多，孕妈妈最好在晚上临睡前做这项游戏。
- 做游戏之前，孕妈妈应排空小便，保持稳定、轻松、平和的心态。
- 每次游戏时间不宜过长，最多10分钟，以免胎宝宝过于兴奋，影响孕妈妈睡觉。

马大夫问诊室

怀孕8个月的时候，为什么总是感觉腰背四肢痛呢？

马大夫答：这是一种正常现象，孕8月的时候，胎儿身体迅速增长，孕妈妈的肚子明显增大。当孕妈妈站着的时候，为了维持身体平衡，上半身就会后仰，这样长时间后仰造成背部肌肉紧张，从而出现腰背酸痛的症状；而四肢痛一般因为妊娠期筋膜肌腱等的变化，造成腕管部位的软组织变紧并对神经造成压迫，引起疼痛。这些症状不会造成严重后果，无须特殊治疗，分娩后就会自行消失。

B超显示羊水过少怎么办，会对胎宝宝造成危险吗？

马大夫答：羊水过少是指羊水量少于300毫升的症状。羊水过少的原因可能是孕妈妈腹泻导致脱水，还有可能是胎儿泌尿系统畸形，也有可能与其他胎儿畸形、孕妈妈高血糖等有关，这些都可能会造成医源性早产，危害很大。所以重要的是查找原因，如果是因为脱水导致，孕妈妈可以多喝水、进行静脉输液及吸氧，能起到一定的纠正作用。必要时还可以采用羊膜腔内灌注疗法，即在B超引导下用穿刺针经腹部向羊膜腔内注入适量的生理盐水，以改善羊水过少的状况。

吃晚饭总觉得胃部有烧灼感，晚上症状还会加重，如何缓解呢？

马大夫答：①日常饮食一定要少食多餐，平时随身带些有营养且好消化的小零食，饿了就吃一些，不求吃饱，不饿就行。②避免饱食，少食高脂肪食物和油腻的食物，吃东西的时候要细嚼慢咽，否则会加重肠胃负担；临睡前可以喝一杯热牛奶。③多喝水，补充水分的同时还可以稀释胃液。适当摄入馒头干、烤馍等，可以中和胃酸，缓解症状。

PART 9

怀孕第 9 个月

（孕 33～36 周）

提前做好分娩准备

扫一扫，听音频

孕妈妈 体重增长快

由于胎头下降压迫膀胱，孕妈妈会感到尿意频繁。骨盆和耻骨联合处有酸痛不适感，腰痛加重。有些孕妈妈还会感到手指和脚趾的关节胀痛。

这个月末，孕妈妈体重的增长已达到高峰。现在需要每周做一次产前检查。如果胎宝宝较小，医生会建议增加营养；如果胎宝宝已经很大了，医生可能会建议适当控制饮食，避免分娩困难。

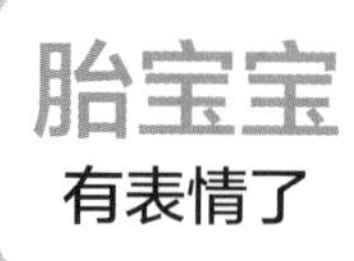

胎宝宝 有表情了

五官：本月胎宝宝的听力已充分发育，还能够表现出喜欢或厌烦的表情。

四肢：胎宝宝此时身体呈圆形，四肢皮下脂肪较为丰富，皮肤的皱纹相对减少、呈淡红色，指甲长到指尖部位。

器官：男宝宝的睾丸已经降至阴囊中，女宝宝的大阴唇已隆起，左右紧贴在一起，性器官、内脏已发育齐全。第 33 周，胎宝宝的呼吸系统、消化系统已近成熟。到了第 36 周，两个肾脏已发育完全。

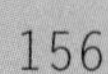

脐带绕颈怎么办

扫一扫，听音频

什么是脐带绕颈

脐带缠绕是脐带异常的一种情况，其中最为常见的是脐带缠绕宝宝的颈部，即脐带绕颈。脐带绕颈一般与脐带的长度、胎动、羊水量有关。胎宝宝在母体内并不老实，他在空间并不是很大的子宫内经常活动，这时就有可能导致脐带绕颈。

脐带绕颈要特别注意什么

1. 监测胎动。脐带绕颈过紧，胎儿会出现缺氧，而胎动异常是缺氧的最早期表现。孕妈妈可在家中每天进行 2 次胎动自我监测，以了解胎宝宝的宫内情况，发现问题及时就诊。

2. 加强围产期保健，生活规律，保证充足的休息，保持睡眠左侧卧位。

3. 饮食合理，远离烟酒，避免摄入没有熟透的、辛辣刺激性强的食物。

4. 运动时动作宜适度、轻柔；运动胎教不可过于频繁，时间不宜过长，以 10～15 分钟为宜。

脐带绕颈能顺产吗

脐带绕颈能否顺产一般与脐带绕颈的具体情况有关。

1. 如果脐带绕颈不紧或压迫程度较轻，不会对胎儿造成大的威胁，胎儿也无缺氧情况发生，这种情况下可选择顺产。

2. 如果脐带绕颈周数多或造成胎儿窘迫，选择顺产有一定危险，宜选择剖宫产。如果非要选择顺产，分娩过程中就要密切关注孕妈妈和胎儿的变化，进行全程胎心监护，及时判断胎盘功能是否良好，定期进行阴道检查了解分娩进展情况，如果发现异常，立即进行剖宫产。

胎心监护

扫一扫，听音频

胎心监护的时间是多久

在怀孕 34 周后，孕妈妈每周去医院产检时，都要进行胎心监护，目的是通过监测胎动和胎心率来判断胎儿在母体内的状况是否正常。胎心监护每次最少 20 分钟，需要详细记录胎宝宝的活动情况。

胎心监护时要让胎宝宝醒着

做胎心监护时，应让胎宝宝处于醒着的状态，这样对监测更加有利。孕妈妈可以轻微抚摸腹部，也可以在做胎心监护检查前的 30 分钟吃点巧克力或甜点，以唤醒胎宝宝。

怎样做胎心监护

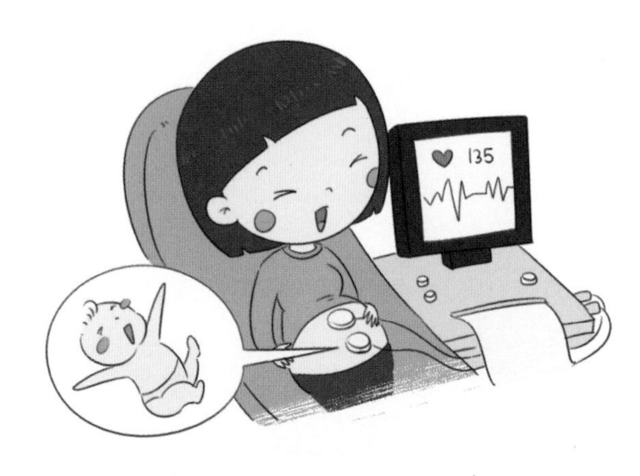

胎心监护是通过绑在孕妈妈身上的两个探头进行的，一个绑在子宫顶端，是压力感受器，其主要作用是了解有无宫缩及宫缩的强度；另一个放置在胎儿的胸部或背部，进行胎心的测量。仪器屏幕上有胎心和宫缩的相应图像显示，孕妈妈可以清楚地看到胎儿的心跳。另外还有一个按钮，当孕妈妈感觉到胎动时，可以按压按钮，机器会自动将胎动记录下来。胎心监护仪将胎心的每个心动周期计算出来的心跳数，依次描记在图纸上以显示胎心基线变化。在一定范围内，胎心基线变化表示胎心中枢自主神经调节和心脏传导功能建立，胎心有一定的储备力。

在胎心监护中，胎心过快或过慢都可能提示存在问题，但是一般性的伴随胎动的胎心过快不能说明胎儿出现了什么问题，往往是胎心过慢风险更大，提示胎儿可能面临缺氧，需要医生及时处理。

读懂胎心图

胎心率线

胎心监护仪上主要有两条线，上面一条是胎心率，正常情况下波动在110～160次/分，多为一条波形曲线，胎动时心率会上升，出现一个向上突起的曲线，胎动结束后会慢慢下降。如果出现2次在胎动时有胎心率加快，比不动时的胎心率每分钟至少快15次，且每次持续15秒，就是正常的，也被称为“胎心监护反应型”。

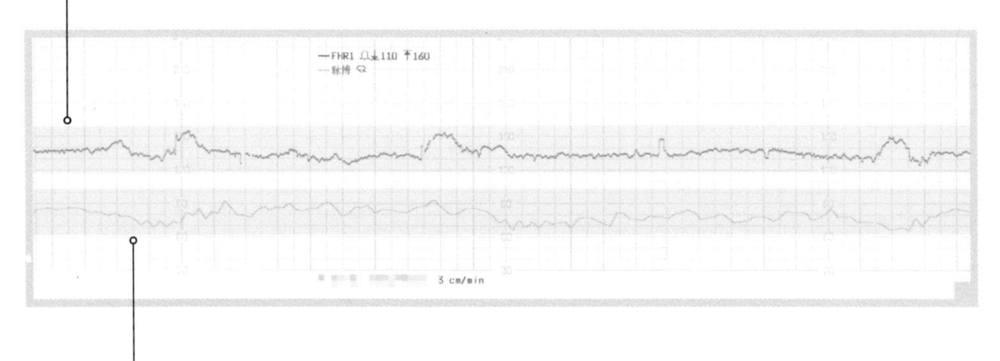

宫内压力线

下面一条线表示宫内压力，反映子宫收缩情况，有宫缩时会增高，随后会保持在20mmHg左右。

如何判断胎心监护是否正常

胎心监护后，会给出胎心监护单，医生会对胎心监护进行评分，将胎心率基线、胎心率变异幅度、胎心率增速、胎心率减速这四项的分数加起来，如果≤4分则表示胎儿缺氧，5～7分表示可疑，需进一步进行监护；8～10分则表示本次胎心监护反应良好。

检测结果不理想怎么办

做胎心监护检查前的30分钟内，孕妈妈可以吃点甜食，这样胎宝宝容易处于清醒状态。胎心监护整个过程至少需要20分钟，如果胎心监护结果不是令人非常满意，那么监护会持续做下去，做40分钟或1小时也是可能的。很多孕妈妈胎心监护都不是一次通过的，孕妈妈不要过于焦虑。

一定要
重点看

想想怎么生，顺还是剖

扫一扫，听音频

正常情况下，每个妈妈都该自然分娩

正常情况下，孕妈妈都该采取自然分娩的方式，这不仅符合自然规律，而且自然分娩的妈妈腹部无伤口、身体恢复快。自然分娩的宝宝有较强的抵抗力，同时自然分娩对宝宝的肺部、大脑、神经、感觉系统都有好处。

高龄初产妇一定要行剖宫产吗

35 岁以上的高龄初产妇，如果诊断出患有妊娠合并症者，需要进行剖宫产。情况正常的高龄初产妇，只要孕期注意饮食、运动、体重控制，保证按时产检、监测血压等，是可以顺产的。

二孩妈妈是顺还是剖

二孩孕妈妈如果第一胎是顺产，第二胎时要根据胎宝宝体重等情况综合分析，以定分娩方式。

如果第一胎是剖宫产，第二次怀孕需要在综合评估孕妈妈的身体、胎儿的大小状况，并参考前一次剖宫产的原因及方式的基础上做出选择。

如果第一胎剖宫产是因为骨盆狭窄，那么第二次也要采取剖宫产。如果第二次怀孕与第一次剖宫产时间间隔 2 年，子宫已经完全愈合，且不存在其他因素的影响，第二胎也有顺产可能。

双胞胎妈妈顺产概率有多大

双胞胎孕妈妈一般剖宫产的概率比较高，但是如果胎位合适、孩子体重适合是有顺产可能的，并且医生也会鼓励孕妈妈进行顺产。顺产时通常一个胎儿出生后，另一个会间隔 20 分钟左右出生。但是如果不具备顺产条件就要采取剖宫产。

你，顺产吗

扫一扫，听音频

顺产恢复快，也有利于母乳喂养

顺产的妈妈生产时不受麻醉和手术影响，且分娩的阵痛使产后子宫收缩能力增强，帮助新妈妈尽快排出恶露，复原子宫，减少产后出血。顺产的妈妈产后恢复快，当天可以下床走动，3 天左右就可出院。此外，顺产能帮助妈妈调节体内激素，促使乳汁分泌，对母乳喂养有利。

顺产的产后后遗症少

顺产的妈妈产后腹部无伤口、器官无损伤或损伤小，子宫恢复也比较快，这样减少了感染及产后出血的机会。且妈妈如果再次分娩，不用考虑瘢痕子宫带来的不利影响。

顺产可锻炼宝宝的肺功能和平衡力

顺产时，子宫是处于有节律的收缩状态，这样胎宝宝的胸部随之受到压缩或扩张，有利于胎宝宝的肺部功能和平衡力的锻炼。与此同时，分娩时产道挤压以及宫缩，还能挤出胎宝宝呼吸道里面的羊水，降低新生儿吸入性肺炎、湿肺发生的概率。

有二孩打算的孕妈妈，头胎最好顺产

将来有意想要生二胎的孕妈妈，头胎最好选择顺产。与剖宫产相比，头胎顺产的妈妈恢复更快；而头胎剖宫产后的瘢痕子宫，加大了胚胎在瘢痕处着床、凶险性前置胎盘、胎盘早剥等风险。

顺产的决定要素：产道

产道就是胎儿从母体分娩时经过的通道，由骨产道和软产道两部分组成。

教你认识骨产道

骨产道就是骨盆，是一个不规则的、向前弯的、前壁稍短的筒形通道。通过对骨盆入口和出口尺寸的测量，然后与胎儿的头颅大小做比较，以此来决定胎儿能否顺利通过。分娩时，胎儿首先扩张并经过骨产道，骨产道越大，胎儿分娩越顺利；骨产道越小或有畸形，胎儿通过将会受阻，可能引发难产。

教你认识软产道

软产道由子宫下段、宫颈、阴道及骨盆底软组织组成的弯曲产道。分娩时，宫颈随着子宫的收缩先展开变薄、宫颈口逐渐开大，阴道也扩张了，以使胎头通过。软产道如果有畸形或水肿情况，也会对分娩造成影响。

顺产的决定要素：产力

产力是指将胎儿和胎盘从子宫经产道娩出的力量。它的主要力量来源于子宫收缩力，该力有一定的强度、频率，呈阵发性，从宫底开始朝着宫颈口推进，使宫颈口逐渐打开，与此同时挤压胎儿使其向宫颈口前行。

顺产的决定要素：胎宝宝的努力

胎宝宝也要参与。胎宝宝的努力也是顺产成功的重要因素，对能否顺利分娩起着非常重要的作用。正常情况下，胎宝宝的头是朝下的，为了顺利通过产道，胎宝宝的头骨会发生变形，如胎头变长或变小。此外，胎宝宝在弯曲迂回的产道里向前推进时会扭转头和身体，使自己适应产道并顺利通过。

顺产的决定要素：妈妈的信心和勇气

孕妈妈的心理状态也会对分娩造成重要影响，决定顺产的孕妈妈需要正确对待宫缩带来的不适和疼痛，用信心和勇气来提高自己对疼痛的耐受性。如果孕期学习过缓解压力和疼痛的方法，这时候可以用上，使分娩顺利进行。相反，孕妈妈如果心理压力太大，很容易引发大脑皮质功能紊乱，导致宫缩无力或胎儿窘迫，从而使分娩变得困难。

会被侧切吗

扫一扫，听音频

什么是会阴侧切

孕妈妈阴道口与肛门之间的软组织称为会阴。会阴侧切是指在分娩过程中，当胎儿的头快露出阴道口的时候，医生会在孕妈妈的会阴附近进行局部麻醉，接着用剪刀剪开会阴，这样可以使产道口变宽，使胎儿的产出更为顺利。

会阴侧切其实是一种助产手段。通过会阴侧切可以缩短胎儿头部在孕妈妈阴道口被挤压的时间，从而缩短整个分娩过程，减少胎儿缺氧等情况的发生。

马大夫有话说

如何看待生产中的“二茬罪”

很多孕妈妈担心选择顺产万一生不下来，顺转剖要受二茬罪，于是很多人觉得还不如一开始就选择剖。对于这种情况，孕妈妈要正确看待。适合顺产的孕妈妈需要控制体重并做好阴道分娩的心理、生理准备及知识储备，可以在医生指导下进行适度运动，增加韧带弹性和肌肉力量，这样可以减少分娩痛苦。其次，自然分娩和剖宫产这两种分娩方式不是一成不变的，当自然分娩出现危及孕妈妈和胎儿安全的情况时，就要改为剖宫产，以保证分娩的顺利进行。

哪些情况需要侧切

不是所有的阴道分娩都必须做会阴侧切。如果孕妈妈会阴肌肉弹性强，能够让胎宝宝顺利通过，就没必要做会阴侧切。孕妈妈如果不想做侧切，可以先跟医生商量好，让医生在情况允许时尽量避免侧切。

存在以下情况，最好做会阴侧切，以免发生危险。

1. 会阴组织弹性差、阴道口狭小或会阴部有炎症、水肿时，胎宝宝娩出时可能会发生会阴部严重撕裂的，最好做侧切。
2. 胎宝宝较大、胎位不正、产力不强、胎头被阻于会阴的，必须做侧切。
3. 35 岁以上的高龄产妇，或者有心脏病、妊娠高血压等高危妊娠情况时，必须做侧切。
4. 宫颈口已开，胎头较低，但是胎宝宝心率发生异常变化或节律不齐，并且羊水混浊，就必须做侧切。

剖宫产是无奈之下的最好选择

扫一扫，听音频

剖宫产存在的风险与问题

1. 手术增加产妇大出血和感染的可能性，产后出现各种并发症的可能性远高于自然分娩，疼痛和恢复时间也较长。

2. 剖宫产创伤面大，产妇容易患羊水栓塞，羊水进入血液威胁产妇生命。也给日后再孕带来了难度，即便3年以后再次怀孕，子宫也存在破裂的可能性。

3. 剖宫产也可能使孕妈妈由于因未仔细核对预产期而产下未真正达到成熟的胎宝宝而造成医源性早产，引发一系列早产儿并发症，如颅内出血、视网膜病，甚至危及宝宝生命。

4. 剖宫产后的宝宝未经产道挤压，发生湿肺、运动不协调、免疫力低下、感觉失调等的概率较顺产儿大。

在哪些情况下应该选择剖宫产

胎宝宝存在以下情况要行剖宫产

1. 胎宝宝过大，孕妈妈的骨盆无法容纳胎头。
2. 胎宝宝出现宫内缺氧，或者分娩过程中缺氧，短时间不能顺利分娩。
3. 胎位不正，如横位、臀位，尤其是胎足先入盆、持续性枕后位等。
4. 产程停滞，胎宝宝从阴道娩出困难。

孕妈妈存在以下情况要行剖宫产

1. 骨盆狭窄或畸形。
2. 有软产道异常，如子宫发育不良、子宫脱垂。
3. 患严重妊娠高血压，无法承受自然分娩的；或者有其他严重妊娠并发症，如并发心脏病、糖尿病、慢性肾炎等。
4. 检查发现软产道坚韧，胎儿无法通过的高龄初产妇。
5. 前置胎盘或胎盘早剥。
6. 有多次流产史或不良产史的孕妈妈。

剖宫产前的准备

1. 充分准备，做好心理疏导。提前学习剖宫产的相关知识，熟悉其生产流程、注意事项等，保持乐观。

2. 手术前一天做好清洁工作，准备好待产包，在亲人的陪同下提前住院待产。

3. 术前 12 小时内禁止饮食；术前 6 小时内禁止饮水、饮料等。

4. 术前要摘掉首饰、发饰、眼镜等物品，换上手术服。

5. 在医生的指导下提前备皮、抽血、做皮试、留置导尿管等。

横切还是竖切

剖宫产手术可分为纵向切开和横向切开两种方式，纵向切开有助于缩短手术时间，但伤口明显，因此一般都采用横向切开的方式。

	横向切开	纵向切开
使用率	常用	很少用
位置	子宫下部横切	子宫上部纵切
长度	较短	较长
复原情况	伤口相对不易裂开	伤口相对易裂开
第二次妊娠分娩的方式	若情况允许，可以尝试自然分娩	必须再次进行剖宫产分娩

马大夫有话说

剖宫产后注意事项

- 注意休息。由于手术创伤及麻醉剂的作用，产妇术后会极度疲劳，此时要注意休息，不要和他人过多交谈。
- 采取去枕平卧位。手术后 6 小时内麻醉剂药效尚未消失，可先取去枕平卧位，在药效消失后可活动时，宜采取侧卧位，使身体和床呈 20～30 度角，这个姿势可以减轻对切口的牵拉。
- 术后早活动。通常术后 24 小时拔掉导尿管即可下床走动了，这样能促进肠蠕动，防治肠粘连，并有助于恶露排出。
- 不要立即进食。术后 6 小时内应禁水、禁食，6 小时后可逐渐吃一些流食、半流食，排气后即可正常饮食。
- 注意观察恶露情况。术后血性恶露自阴道排出，量与月经量差不多。若阴道流血过多，应及时通知医生。
- 预防感染。由于手术创伤及体力消耗，产妇术后体质虚弱，抵抗力较弱，因此要注意卫生，避免感染和受凉。
- 克服切口痛，尽量母乳喂养。剖宫产后鼓励尽早喂母乳，让宝宝趴在妈妈的怀中早接触、早开奶、早吸吮。
- 注意避孕。如新妈妈还准备生宝宝，最好等 2 年以上。一旦意外怀孕，人工流产对身体危害极大。因此，剖宫产的新妈妈要注意避孕。

学习拉梅兹呼吸法，缓解分娩痛

扫一扫，听音频

什么是拉梅兹呼吸法

拉梅兹呼吸法，即通过对神经肌肉的控制和呼吸技巧的训练，有效地让孕妈妈在分娩时转移疼痛，适度放松肌肉，能够充满信心地、镇定地面对分娩过程中的疼痛，从而达到加速产程并将胎宝宝顺利娩出的目的。

第一阶段：胸部呼吸法

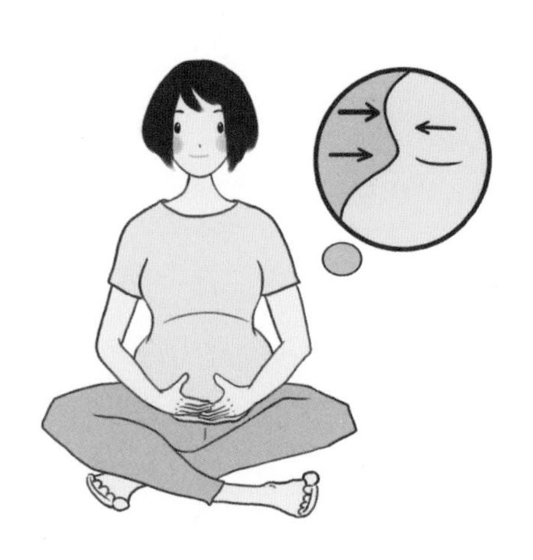

应用时机：当可以感觉到子宫每5~20分钟收缩一次，每次收缩30~60秒的时候。

练习方法：孕妈妈学习由鼻子深深吸一口气，随着子宫收缩就开始吸气、吐气，反复进行，直到阵痛停止再恢复正常呼吸。

作用及练习时间：胸部呼吸法是一种不费力且舒服的减痛呼吸方式，每当开始宫缩或宫缩结束时即可使用。

第二阶段："嘻嘻"轻浅呼吸法

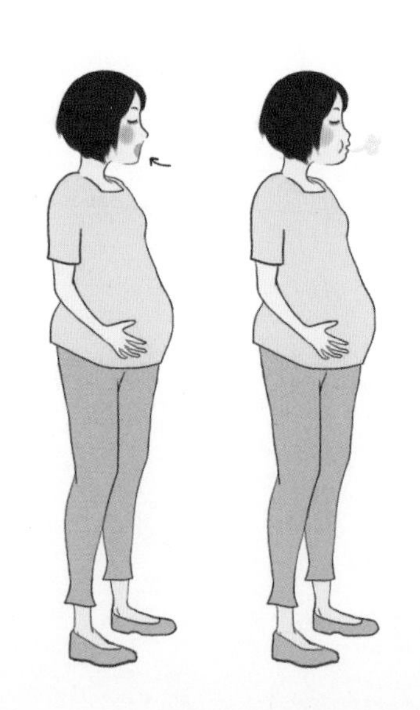

应用时机：宫颈开至3~7厘米，宫缩变得更加频繁，每2~4分钟就会收缩一次，每次持续45~60秒的时候。

练习方法：用嘴吸入一小口空气并保持轻浅呼吸，让吸入及吐出的气量相等，完全用嘴呼吸，保持呼吸高位在喉咙，就像发出"嘻嘻"的声音。

作用及练习时间：随着子宫开始收缩，采用胸式深呼吸，当子宫强烈收缩时，采用轻浅呼吸法，收缩开始减缓时恢复深呼吸。练习时由连续20秒慢慢加长，直至一次呼吸练习能达到60秒。

第三阶段：喘息呼吸法

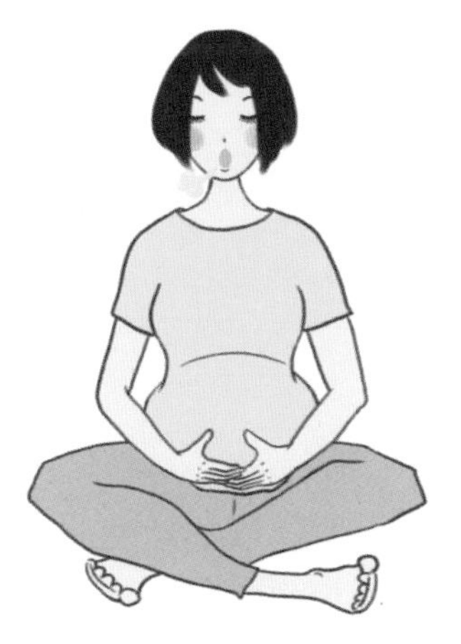

应用时机：当宫颈开至 7～10 厘米时，孕妈妈感觉到子宫每 60～90 秒钟就会收缩一次，这已经到了产程最激烈、最难控制的阶段了。

练习方法：孕妈妈先将空气排出后，深吸一口气，接着快速做 4～6 次的短呼气，感觉就像在吹气球，比“嘻嘻”轻浅式呼吸还要浅，也可以根据子宫收缩的程度调控速度。

作用及练习时间：练习时由一次呼吸练习持续 45 秒慢慢加长至一次呼吸能达 90 秒。

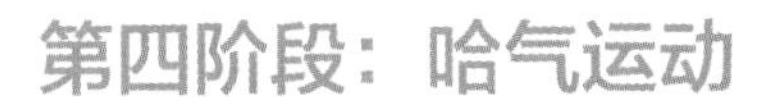

第四阶段：哈气运动

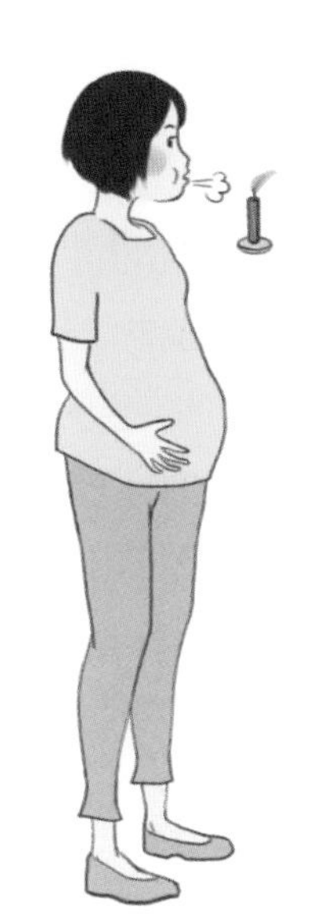

应用时机：进入第二产程的最后阶段，孕妈妈想用力将宝宝从产道送出，但是此时医生要求不要用力，以免发生阴道撕裂，等待宝宝自己挤出来。

练习方法：阵痛开始，孕妈妈先深吸一口气，接着短而有力地哈气，如浅吐 1、2、3、4，接着大大地吐出所有的“气”，就像很费劲地吹一样东西。

作用及练习时间：直到不想用力为止，练习时每次需达 90 秒。

第五阶段：用力推

应用时机：此时宫颈全开了，助产士也要求产妇在即将看到胎儿头部时，用力将其娩出。

练习方法：产妇下巴前缩，略抬头，用力将肺部的空气压向下腹部，完全放松骨盆肌肉，需要换气时保持原有姿势，马上把气呼出，同时马上吸满一口气，继续憋气和用力，直到宝宝娩出。当胎头已娩出产道时，产妇可使用短促的呼吸来减缓疼痛。

作用及练习时间：每次练习时至少要持续 60 秒。

无痛分娩是顺产的特需服务

扫一扫，听音频

什么是无痛分娩

无痛分娩是几乎没有疼痛的自然分娩，医学上称为“分娩镇痛”，指使用不同的方法使分娩时孕妈妈的疼痛减轻甚至消失。

无痛分娩一般有药物镇痛分娩、精神减痛分娩、水中分娩、硬膜外阻滞镇痛分娩等方法。

目前应用最为普遍的是硬膜外阻滞镇痛分娩法。具体做法是在孕妈妈的硬膜外腔注射适量浓度的局部麻醉剂及止痛剂，阻断硬膜外腔组织对子宫感觉神经的支配，减少其在分娩过程中的疼痛感。麻醉剂一般剂量小，不影响孕妈妈在分娩中的配合。

无痛分娩一点也不痛吗

由于不同个体对疼痛的耐受力不同、不同体质对麻醉剂的敏感度不同等，造成无痛分娩时不同孕妈妈的疼痛感受存在差异。在无痛分娩过程中，大多数孕妈妈可以达到无痛且能感受到子宫收缩的状态，也有极少数孕妈妈在无痛分娩时还是会感受到疼痛，存在无痛分娩失败的情况。孕妈妈选择无痛分娩方式时应慎重。

无痛分娩的费用是多少

一般情况下，无痛分娩的费用在800～3000元，不同地区、不同医院费用有所差别，此外，还要考虑孕妈妈的身体状况、分娩前检查、分娩中遇到的问题及分娩后恢复状态等因素，如分娩前检查发现孕妈妈有妇科炎症，这种情况的无痛分娩较正常费用高些。

无痛分娩的费用与顺产相比，要贵500～800元；与剖宫产相比，要便宜1500元左右。

所有孕妈妈都可以选择无痛分娩吗

不是所有孕妈妈都可以选择无痛分娩，存在以下情况的孕妈妈不适合无痛分娩。

1. 孕妈妈血压特别高、宫腔有感染或前置胎盘、胎盘早剥、有胎儿缺氧等。

2. 孕妈妈妊娠期并发心脏病、有药物过敏史、有腰部外伤史等。

3. 孕妈妈对麻醉剂、镇痛药物耐受力强或过敏等。

4. 孕妈妈的凝血功能存在异常等。

饮食指南：少而精

扫一扫，听音频

饮食以量少、丰富为主

孕晚期的饮食应该以量少、丰富、多样为主。饮食的安排应采取少食多餐的方式，多食富含优质蛋白质、矿物质和维生素的食物，但要适当控制进食量，特别是高糖、高脂肪食物，如果此时不加限制，过多地吃这类食物，会使胎宝宝生长过大，给分娩带来一定困难。

适当吃些富含维生素 B_1 的食物

孕 9 月，孕妈妈可适当多吃些富含维生素 B_1 的食物。如果维生素 B_1 不足，易引起孕妈妈呕吐、倦怠、体乏，还可影响分娩时子宫收缩，使产程延长，分娩困难。

维生素 B_1

- 谷类中，未精制的大米、面粉中含维生素 B_1 较多
- 果蔬豆类中，豌豆、蚕豆的维生素 B_1 含量较多
- 动物性食品中，畜肉、动物内脏、蛋类中维生素 B_1 含量较多

多吃高锌食物有助于分娩

锌能增强子宫有关酶的活性，促进子宫收缩，使胎宝宝顺利娩出。在孕晚期，孕妈妈需要多吃一些富含锌的食物，如猪肾、牛瘦肉、海鱼、紫菜、牡蛎、蛤蜊、核桃、花生、栗子等。特别是牡蛎，含锌量最高，可以适当多食。

补充维生素 C 降低分娩危险

维生素 C 有助于羊膜功能的稳定，在怀孕前和怀孕期间未能得到足够维生素 C 补充的孕妈妈容易发生羊膜早破。因此，孕妈妈在妊娠期间补充充足的维生素 C，可以降低分娩风险。

在怀孕期间，由于胎宝宝发育占用了不少营养，所以孕妈妈体内的维生素 C 及血浆中的很多营养素都会下降，应当多吃一些富含维生素 C 的蔬果，如猕猴桃、橙子、西蓝花、小白菜等。

孕妈妈营养美食

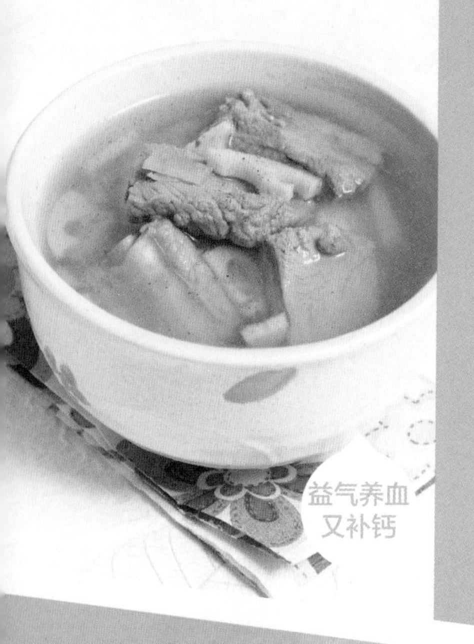

莲藕排骨汤

材料 莲藕200克，猪排骨250克。

调料 葱段、姜片、料酒、醋、胡椒粉、盐各适量。

做法

❶ 猪排骨洗净，剁成块；莲藕去皮，洗净，切片。

❷ 锅内加适量清水煮沸，放入少许姜片、葱段、料酒和排骨块焯熟，捞出后用凉水冲洗，沥水备用。

❸ 煲锅置火上，倒入足量水，放入剩余的姜片、排骨块、藕片，淋入醋煮沸，转小火煲约2小时，加盐、胡椒粉调味即可。

功效 排骨富含优质蛋白质、钙等物质，莲藕可以益气补血，为分娩积蓄力量，适合孕晚期食用。

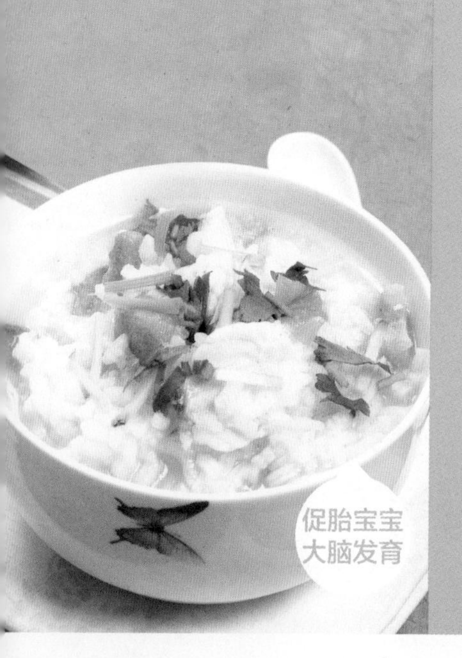

生滚鱼片粥

材料 草鱼肉80克，鸡蛋清1个，大米50克。

调料 香菜段、葱花、姜丝、盐、料酒、淀粉各适量。

做法

❶ 草鱼肉洗净，切片，放入碗中，加鸡蛋清、盐、料酒、淀粉上浆；大米淘洗干净。

❷ 锅内倒油烧热，爆香葱花、姜丝，倒入清水、料酒烧沸，下大米煮沸，用小火熬至粥稠，加入鱼片滚熟至变色，用盐调味，撒上香菜段即可。

功效 草鱼富含优质蛋白质，肉嫩而不腻，有助于开胃。同时草鱼富含不饱和脂肪酸，是胎宝宝大脑发育必需的营养素。

番茄炒菜花

材料 菜花200克，番茄100克。

调料 葱花3克，番茄酱5克。

做法

❶ 菜花去柄，洗净后切小朵；番茄洗净，去蒂，切块。

❷ 锅置火上，倒入清水烧沸，将菜花焯一下捞出。

❸ 锅内倒油烧至六成热，下葱花爆香，倒入番茄块煸炒，加入番茄酱、菜花，翻炒至熟即可。

功效 番茄中含有的维生素C可以增强母体的抵抗力，促进胎儿生长发育；菜花营养丰富。二者搭配有利于增强抵抗力、缓解疲劳、预防便秘。

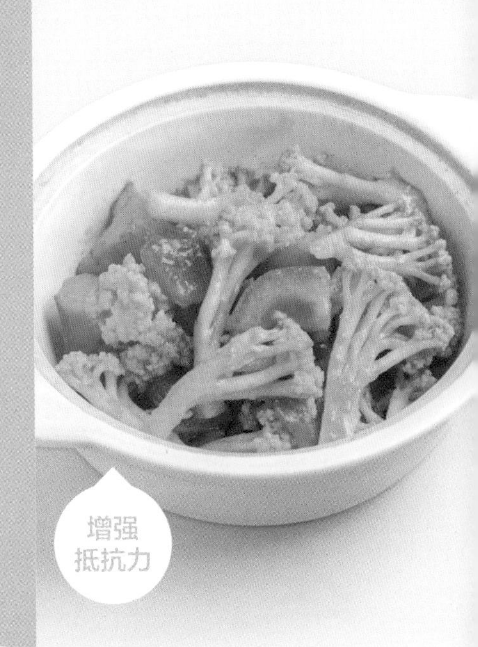

茶树菇蒸牛肉

材料 牛肉200克，茶树菇100克。

调料 姜末、料酒各5克，蒜蓉、蚝油、水淀粉各10克。

做法

❶ 牛肉洗净，切薄片，加料酒、姜末、蚝油、水淀粉腌渍10分钟。

❷ 茶树菇去蒂，泡洗干净，放入盘中。

❸ 把腌好的牛肉片放在茶树菇上，上面再铺一层蒜蓉，入锅蒸15分钟即可。

功效 茶树菇富含膳食纤维等；牛肉富含锌、铁、优质蛋白质。二者搭配食用可以补血、补虚、增强体力。

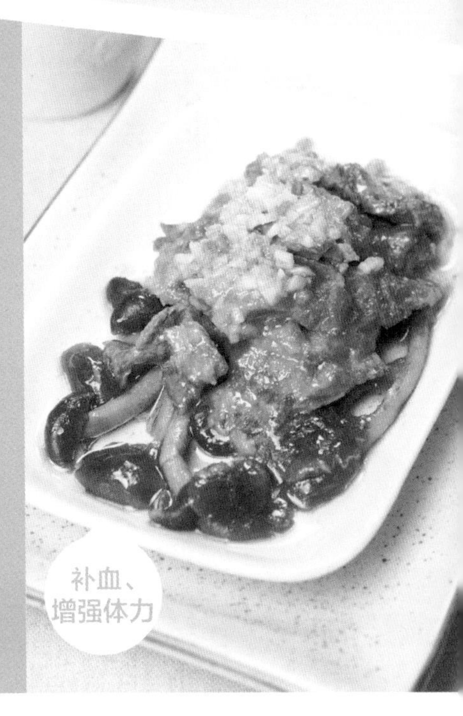

安全运动：促进顺产的缩阴运动

扫一扫，听音频

运动准则

1. 以柔和舒缓为主，调整运动强度，减少运动频率和运动时间。孕妈妈要注意自己身体的耐受力，不要勉强做比较困难的动作，避免身体疲劳。
2. 若身体出现明显不适，如腰背疼痛、腿脚水肿、耻骨痛等，孕妈妈宜在医生的指导下有针对性地进行相关运动，以缓解不适。

缩阴运动

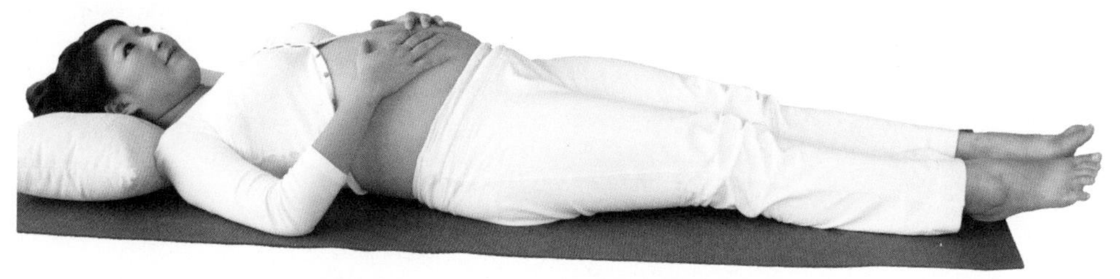

1. 平躺，吸气，同时慢慢地尽量用力紧缩阴道，注意不要把力量分散到其他部位。

2. 呼气，同时慢慢放松。吸气时数到 8，重复 5 次之后稍作休息。

分腿运动

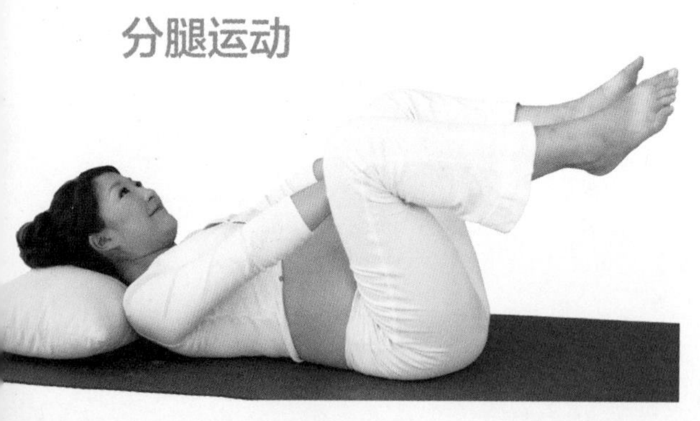

1. 在平躺姿势下将膝盖向上举。用嘴慢慢呼气的同时，按住膝盖并抬起上半身。

2. 用鼻子吸气并恢复平躺姿势，重复 5 次之后稍作休息。

儿歌童谣胎教：充满童真的互动

给胎宝宝唱支歌

孕妈妈或准爸爸可以给胎宝宝唱儿歌。唱的时候，声音要轻柔，语调要天真，节奏要欢快。一开始胎宝宝可能没有什么反应，但是等他慢慢习惯了准爸妈的声音之后，他就会很开心，还会用蠕动做出回应。

堆雪人

堆呀堆，堆雪人，圆圆脸儿胖墩墩。
大雪人，真神气，站在院里笑眯眯。
不怕冷，不怕冻，我们一起做游戏。

扫一扫，听音频

家有大宝，让大宝来哼唱

孕妈妈也可以鼓励大宝唱歌给小弟弟或小妹妹听，这样不仅可以促进大宝和腹中胎儿的感情，还可以激发大宝的自豪感，对两个孩子以后的相处有利。

宝石妈经验谈

让大宝伴舞吧

我给二宝进行音乐胎教的时候，我家大宝就在旁边伴舞，看着她跳舞的样子，我的心情非常愉悦，二宝还不停在我的肚子中通过踢腹来回应，这样大宝跳舞更加卖力了，逗得全家人哈哈大笑。大宝后来越来越喜欢和腹中的二宝沟通了……

专题

马大夫问诊室

为什么孕晚期更要注意控制体重？

马大夫答：孕晚期的胎宝宝生长很快，胎宝宝所需的营养都是从孕妈妈体内获取的，如果孕妈妈进食过多，容易导致营养过剩，从而使自己超重，引发妊娠高血压、妊娠糖尿病等并发症，还容易造成巨大儿，造成分娩时的难产，增加剖宫产的概率。并且肥胖孕妈妈生下的宝宝将来肥胖的概率也较高，所以越是到孕晚期越要注意饮食，多吃富含优质蛋白质、维生素的低脂肉类、蔬菜，增加豆类、粗粮等的摄取，控制糖分和脂肪。

胎宝宝偏小一周，预产期会跟着推后吗？

马大夫答：要知道，预产期并不是那么准确的，提前2周或推后2周都是正常的。而且胎宝宝偏小一周也有可能是孕期计算错误的原因，不需要推迟预产期，所以不要担心。

孕晚期不能有性生活吗？

马大夫答：孕晚期孕妈妈肚子明显增大，子宫也增大，对外来刺激非常敏感，性生活容易引起子宫收缩而导致早产或产后大出血，因此孕晚期要节制性生活，以胎宝宝和孕妈妈的安全为主。

羊水过多怎么办呢？

马大夫答：在妊娠的任何时期，羊水量如果超过2000毫升，则称为羊水过多。一般轻度的羊水过多不需要进行特殊治疗，大多数在短时间内可以自行调节。如果羊水量特别多，孕妈妈就需要去医院进行诊治，医生会根据不同情况采取不同的措施。羊水过多的孕妈妈日常要注意休息、低盐饮食，要注意预防胎盘早剥、产后出血。

PART 10

怀孕第 10 个月

（孕 37～40 周）

终于要和宝宝见面了

扫一扫，听音频

孕妈妈 即将分娩

这个月孕妈妈会感到下腹坠胀，这是因为胎宝宝在孕妈妈肚子里位置下降了，不过呼吸困难和胃部不适的症状开始缓解了，只是随着体重的增加，行动越来越不方便。

孕妈妈在这几周都会很紧张，有些孕妈妈还会感到心情烦躁焦急，这也是正常现象。要尽量放松，注意休息，密切注意自己身体的变化，随时做好临产准备。

胎宝宝 长成了萌萌的小人儿

五官：第 37 周时，胎宝宝现在会自动转向光源，这是“向光反应”。胎宝宝的感觉器官和神经系统可对母体内外的各种刺激做出反应，能敏锐地感知母亲的思考，并感知母亲的心情、情绪以及对自己的态度。

四肢：手脚的肌肉已很发达，骨骼已变硬，头发已有 3~4 厘米长了。

器官：身体各部分器官已发育完成，其中肺部是最后一个成熟的器官，在宝宝出生后几小时内它才能建立正常的呼吸模式。

一定要重点看

临产三大征兆：见红

扫一扫，听音频

什么是见红

见红是即将分娩的一大信号，因为胎宝宝即将离开母体时，包裹着胎宝宝的包膜与子宫开始剥落，于是出血，多表现为阴道血色分泌物。并不是见红了就立即分娩，一般见红后很快会出现规律性的宫缩，然后进入产程。但见红后要做好随时住院的准备。

如何区分假见红

有一些特殊情况也会造成阴道出血，这种不属于临产征兆。比如孕晚期或临产时发生无痛性反复出血，可能是前置胎盘的征兆。一般来说，如果产检正常，平时无异常，预产期前后伴有宫缩，同时出现阴道出血，可以判断为见红。

见红后如何应对

如果只是淡淡的血丝，不必着急去医院，留在家里继续观察，别做剧烈运动。如果出血量达到甚至超过月经量，颜色较深，并伴有腹痛，就要立即去医院。

晨宝朵妈经验谈

准爸爸要进入准备状态

在预产期前1周左右，准爸爸最好能随时陪在孕妈妈身边，以防特殊情况出现。即便准爸爸不能时刻陪伴，孕妈妈也不能独处，应有其他人陪护。此外，准爸爸要提前熟悉去医院的路线，以防紧急情况需尽快赶往医院。同时要把住院需要携带的东西提前准备好。进入临产状态后，准爸爸要有一定的心理准备，不要过于焦躁、紧张，以防这种不良情绪影响孕妈妈。

一般见红后 24 小时内会出现宫缩

有规律的子宫收缩就是宫缩，也是常说的阵痛，这是临产的最有力证据。一般来说，见红后 24 小时内会出现宫缩，进入分娩阶段。

临产三大征兆：宫缩

扫一扫，听音频

什么是宫缩

只有宫缩规律才是进入产程的开始，如果肚子一阵阵发硬、发紧，疼痛无规律，有可能是胎儿向骨盆方向下降所致，属于前期宫缩，可能 1 小时疼一次，持续几秒转瞬即逝。当宫缩开始有规律，一般初产妇每 10～15 分钟宫缩一次，经产妇每 15～20 分钟宫缩一次，并且宫缩程度一阵比一阵强，每次持续时间延长，这就表示很快进入产程了。

宫缩达到什么程度需要去医院

分娩并不是说开始就立刻开始的，是有一个过程的，所以即便是初产妇也不必惊慌，一般第一次分娩的孕妈妈，胎宝宝会在 38 周左右头部入盆，39 周以后开始出现不规律宫缩，从没有痛感到有痛感，持续的强度也会逐渐增强。

如果宫缩不规律，一小时之内超过 3 次，孕妈妈还能自由活动，这时一般离分娩还有较长一段时间。如果从家到医院的路程不远，可以不必着急去医院，等宫缩规律时再去就行。但是最好及时和医院取得联系，随时准备住院。

如果临近预产期，宫缩开始规律，初产妇每 10～15 分钟宫缩一次，经产妇每 15～20 分钟宫缩一次，并且宫缩程度一阵比一阵强，或者间隔时间逐渐缩短，那么就要及时去医院了。

宝石妈经验谈

避免白跑好几趟医院的情况

我生二宝的时候对宫缩已经有足够的心理准备，所以最初假性宫缩时并没着急去医院，而是等了一天多，痛感很强烈了才去医院，一次性就进入了临产状态。有很多孕妈妈会像我生第一胎的时候一样紧张，刚有一点痛感就跑去医院，结果医生一检查宫颈口没有开，还得回家继续等待，这种奔波和挫败感是不利于生产的。所以如果你只是假性宫缩，不必担心，要再等上一阵子，至少要等到痛感一波接着一波的时候才是最佳入院时机。

临产三大征兆：破水

扫一扫，听音频

什么是破水

破水就是包裹胎儿的胎膜破裂了，羊水流了出来。破水一般在宫颈口打开到胎儿头能出来的程度时出现。有的人在生产的时候才破水，有的人破水成为临产的第一个先兆。一旦破水，保持平躺，无论有无宫缩或见红，必须立即去医院。

破水是什么感觉

发生破水时孕妈妈会感觉到一股热流从阴道流出，不能自控，类似尿失禁的感觉，有强烈的湿润感。临近分娩的时候要留意这些征兆。

破水后如何处理

1. 破水后，不管在何时何地，应立即平躺，并垫高臀部，不能再做任何活动，防止脐带脱垂，羊水流出过多。

2. 立即去医院准备待产，在去医院的路上也要适中保持平躺。

3. 如果阴道排出棕色或绿色柏油样物质，表示胎儿宫内窘迫，需要立即生产。

4. 一般破水后 6~12 小时即可分娩，如果没有分娩迹象，大多会使用催产素引产，以防止细菌感染。

马大夫有话说

不是每个孕妇都同时有这些临产征兆

见红、宫缩、破水都是非常有力的临产征兆，这三者没有固定的先后顺序，也并不是所有的孕妈妈都会出现这些临产先兆。有的孕妈妈宫颈口全开了都没有发生破水，而是胎儿娩出和破水同时发生；有的出现假性宫缩后很快就出现规律宫缩，宫颈口打开得也很快，整个生产过程非常迅速；可有的产妇虽然前期宫颈口开得快，后期却又慢下来……总之，了解临产先兆，配合个人的自我感觉，随时咨询医生，是非常安全的选择。另外需要肯定的是，妈妈天生有保护宝宝的本能，如果你自己拿不准，那就去医院，如果医生认为你还不会那么快生，你就大胆回家。消除紧张、保持放松是最关键的，生产是个很自然的过程，相信自己一定能应对自如。

了解顺产三大产程

扫一扫，听音频

什么是三大产程

自然分娩被分为三个阶段，从规律性子宫收缩开始到胎儿及胎盘娩出为止的全过程称为“总产程”，总产程分为三个阶段，即三大产程。

第一产程

指宫颈口闭合至开到10厘米左右的阶段，可以持续24小时

第二产程

指从宫颈口全开到胎宝宝娩出的阶段，一般需1小时左右，不超过2小时

第三产程

指从胎宝宝娩出到胎盘娩出的阶段，需6~30分钟

第一产程图解

根据宫颈口的扩张程度可分为潜伏期与活跃期。潜伏期：宫颈口扩张至约3厘米时，产妇会产生渐进式收缩，并产生规则阵痛；活跃期：宫颈口扩张从3厘米持续进展至10厘米。初产妇需经历4~8小时，经产妇为2~4小时。宫颈口张开过程如下图所示。

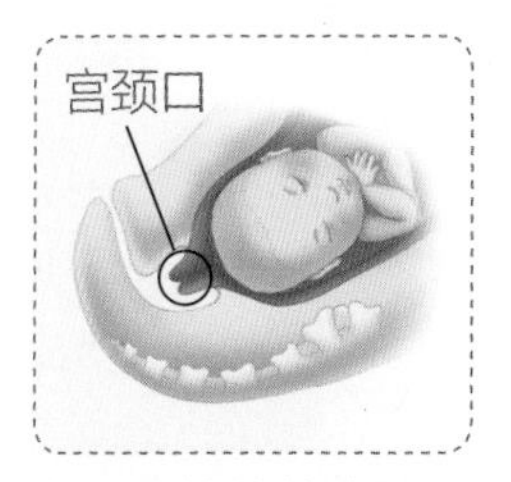

产程开始前的宫颈口

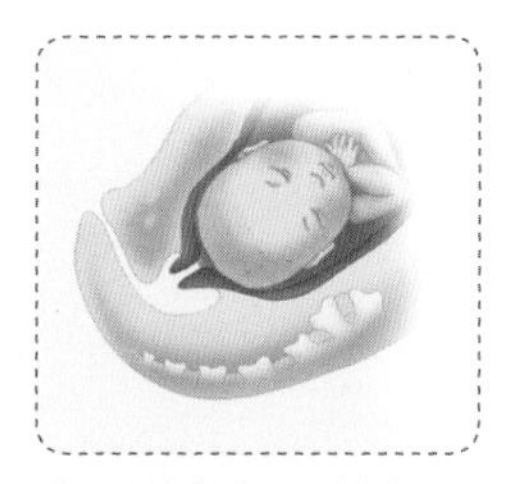

宫颈口已经开始打开

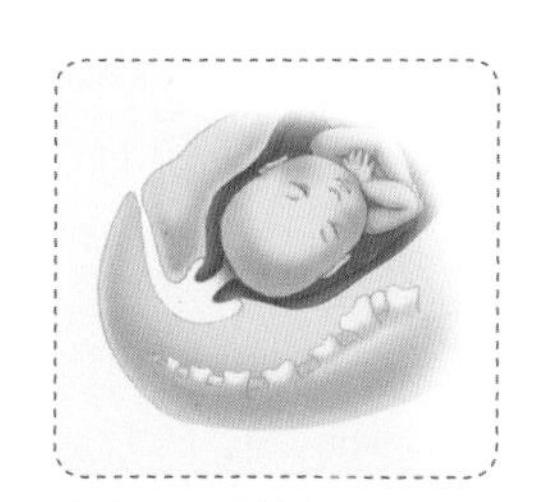

宫颈口继续打开

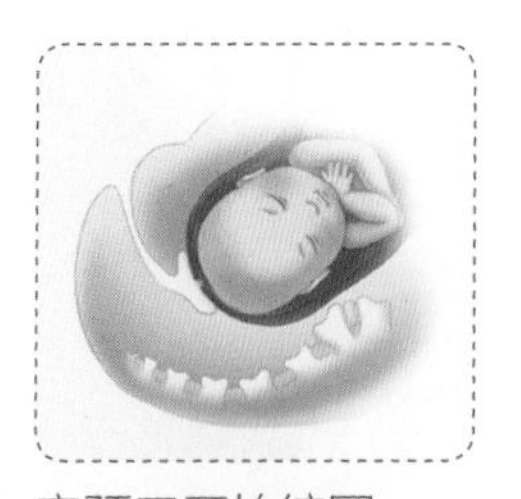

宫颈口开始缩回

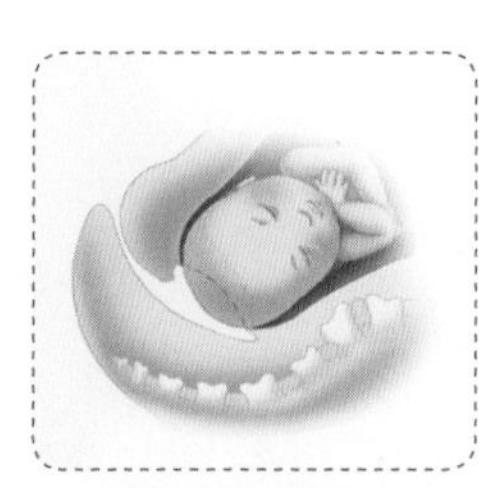

宫颈口完全缩回，宝宝的头开始进入阴道

第二产程图解

当宫颈口全开以后，就进入第二产程，这时胎头会慢慢往下降，产妇会感到疼痛的部位也逐渐往下移。胎头逐渐经由一定方向旋转下降，最后娩出。

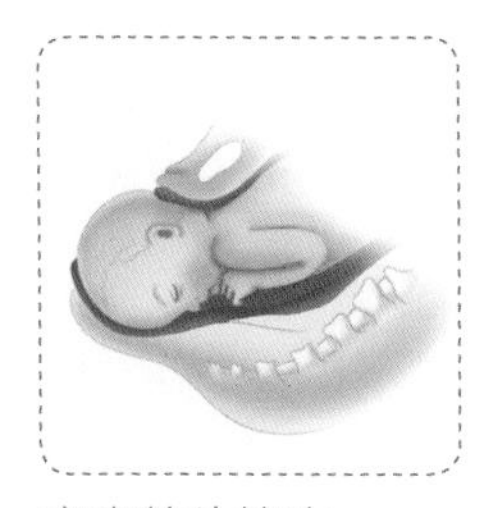
宝宝的头娩出，脖子抵达阴蒂

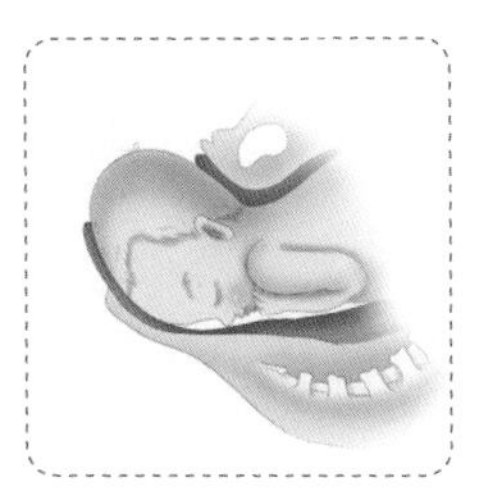
宝宝的头娩出，可以看到外阴

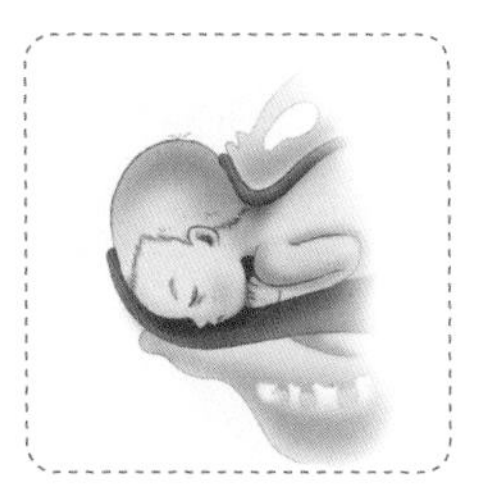
宝宝的头娩出，会阴出现松弛

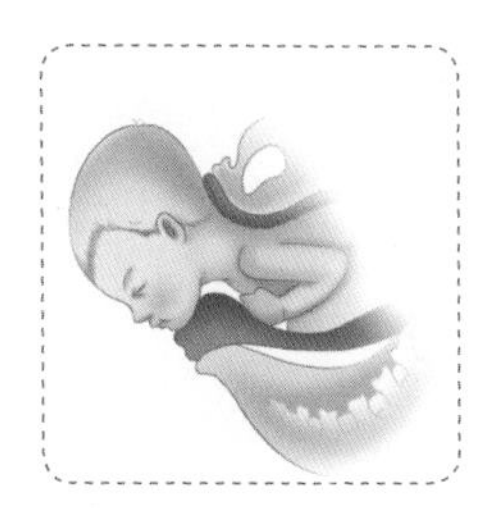
宝宝的头完全娩出

第三产程图解

产妇自动娩出胎盘所需时间一般为5~15分钟，最多不超过30分钟，如果宝宝生出后30分钟胎盘仍不排出，则需医生用手取出。

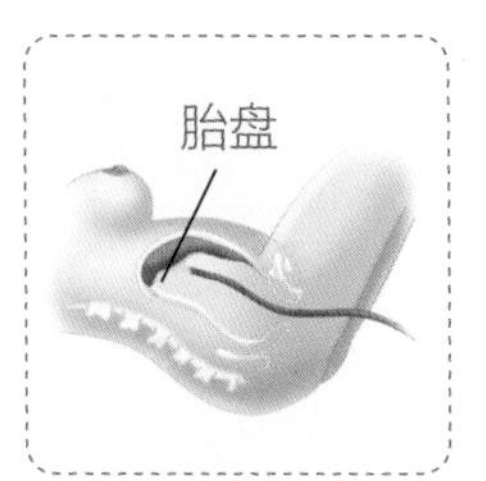

宝宝娩出后，胎盘的位置

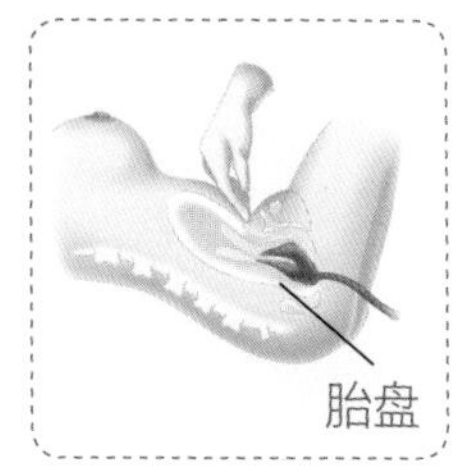

医生按压腹部和子宫，加速胎盘娩出

顺产过程需历时多久

对于生产不要恐惧，生孩子不会生上十天八天的，从真正动产到胎儿娩出一般是24~48小时。发生滞产的情况下，医生会及时采取干预措施。那些来来回回进产房的情况都是假临产所致，并不是真的生了那么久，因此要克服恐惧心理，顺其自然，生孩子必定是水到渠成的。

三个产程之间一般没有明显的界线，尤其从第一产程到第二产程，但是孕妈妈需要做到不着急、不烦躁、充满信心，在宫缩间歇期争取时间休息和进食，保存体力。

第一产程，不要过分消耗体力

扫一扫，听音频

均匀呼吸，不用力

第一阶段是宫颈口扩张期，只有宫颈口完全打开才能把宝宝生出来。一般宫颈口开到3~4厘米前疼痛尚可忍受，此时应该吃好、休息好，保存体力。这时要有意识地进行腹式呼吸：宫缩时深吸气，吸气要深而慢，呼气时要慢慢吐出。宫缩间歇期最好闭目休息。

放松心情，听听音乐或聊聊天

紧张的情绪会影响子宫收缩，还会使食欲减退，要想应付后边的产程，必须在第一产程积蓄力量，保存体力。因此尽量让自己放松心情，如果听音乐能让你舒服，那就听听音乐；如果聊天能分散你的疼痛，那你就随便聊你感兴趣的话题。

阵痛间隙休息、进食两不误

第一产程的宫缩是此起彼伏的，痛感来的时候要做好准备，配合呼吸，痛感过去后孕妈妈要趁机休息，可以吃一些高热量、易消化的食物补充体力，比如牛奶、鸡蛋、巧克力等。

勤排小便，促使胎头下降

膨胀的膀胱会影响胎头下降，因此第一产程要主动排尿，排空膀胱有利于帮助胎头下降，孕妈妈的身体也会比较轻松。

如果没破水，不妨下地活动

如果没有发生破水，而且已经进入产房了，那么可以在医生许可下下床活动活动，适当的活动可以促进宫缩，有利于胎头下降，缩短产程。

辰辰妈经验谈

咬紧牙关，生孩子其实没那么痛

有的孕妈妈在宫缩期间就痛不欲生大喊大叫，其实这样不仅不能减轻痛苦，反而会加重痛苦，还会耗费体力。我是属于心理素质比较好的人，我进入产房以后阵痛一阵接一阵，但是我尽量通过呼吸调整，阵痛间歇我该吃吃该喝喝。我一直暗中鼓励自己，没什么可怕的，放松再放松。需要强调的是，一定要听从医生和助产士的指挥，在需要用力的时候一鼓作气，孩子就顺利生出来了。

第二产程，把该使的劲儿都使上

扫一扫，听音频

用尽全力，屏气使劲

宫颈口全开以后进入第二产程，也就是胎宝宝娩出的阶段，这个阶段医生和助产士会指导你用力，一定要听医生和助产士的话。

顺产时间的长短其实很大程度上取决于孕妈妈自己，如果你会用力，能很好地配合医生，那么整个产程会很顺利。

宫缩的时候正确用力，宫缩过后及时放松

生产的过程需要孕妈妈的配合，医生会指导你用力。每次宫缩时，要深吸一口气，紧闭双唇，拼尽全力，像解大便一样向下用力，时间越长越好，以增加腹压，有利于胎儿娩出。宫缩过去了就要放松，不要一直用力，否则会异常疲劳，还容易造成会阴撕裂。

胎宝宝的娩出是不分时间的，夜间、凌晨动产的情况都非常常见，所以要随时做好生产的准备

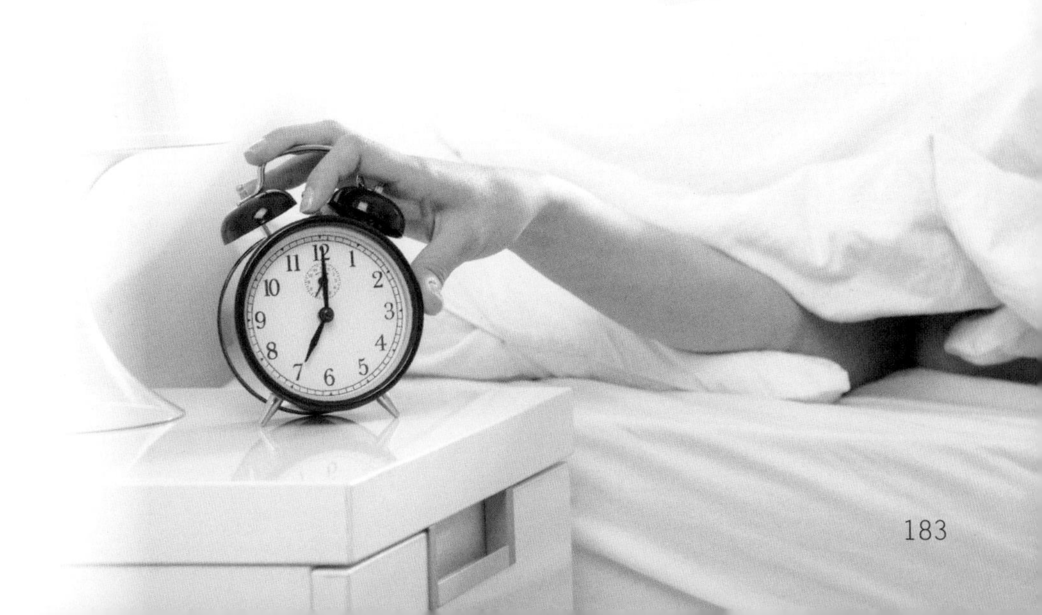

第三产程，完美收尾

扫一扫，听音频

第三产程不要过于用力

当胎宝宝即将娩出时，产妇可以松开扶手不用再用力了，宫缩时张口哈气，宫缩间歇时稍微向肛门方向屏气，与助产士配合，在医护人员的指导下缓慢用力，防止会阴部位严重撕裂。

终于等到你：宝宝的第一声啼哭

宝宝娩出后，妈妈如释重负，听到第一声啼哭，表明他成功地建立了呼吸，至此你的整个孕期和生产过程就完美结束了，恭喜你成功晋级为新妈妈。

产后 24 小时严密观察出血量

产后 24 小时内，新妈妈需要特别注意的就是产后出血的问题。由于刚经历了分娩，新妈妈身体非常虚弱疲乏，这时家人就要密切关注新妈妈的出血量。一般新妈妈产后 2 小时会在观察室内观察，因为这是最容易发生产后出血的时段，一旦阴道出血较多，家人应该立刻通知医生，及时处理。即便 2 小时后出了观察室，家人也要继续留意出血情况。

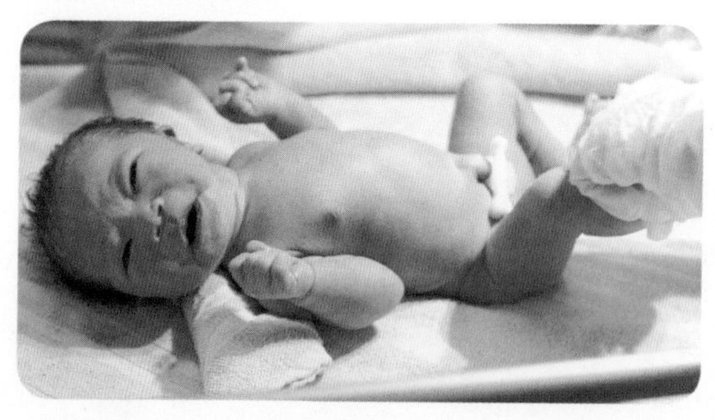

宝宝出生后，医生会为宝宝进行呼吸道清理，使其肺脏充分张开，避免羊水吸入肺里

马大夫有话说

产后 6~8 小时解小便

自然分娩的新妈妈第一次排尿非常重要。因为膀胱在分娩过程中受到挤压，导致敏感度降低，容易出现排尿困难，而充盈的膀胱会影响子宫收缩，所以产后 6~8 小时内最好进行第一次排尿，以有效防止产后尿潴留。

如果出现排尿困难，可以采取下面的方法进行缓解。

- 打开水龙头，诱导尿感。
- 让家人帮助按摩小腹下方。
- 用热水袋敷小腹。

面对产后第一次排尿，新妈妈不要有心理负担，尽量放松。如果尝试了上述办法还排不出，或者有排不净感，应及时咨询医生。

如何看待分娩痛

扫一扫，听音频

分娩的疼痛一般是缓慢袭来的，虽然很痛，但大多是在孕妈妈可以承受的范围内的。

缓解分娩疼痛的妙招

来回踱步

当阵痛不是很强烈时，孕妈妈可以下床在医院内四处走走，调节一下情绪，也能帮助你忘记疼痛，这比在床上躺着更舒服。此外，多做一些活动，既能帮助孕妈妈缓解疼痛，还有利于顺利分娩。

想象放松法

孕妈妈可以想象眼前是一片开满鲜花的原野，或者想象宝宝出生时的模样等，可以让孕妈妈进入一种非常放松的状态，减轻心理上对分娩痛的恐惧。这也是在分娩中保持平静的好方法。

合适的抓握物

孕妈妈在经历阵痛时很想抓握一个东西，如手、枕头、被子或栏杆等，这样可以让孕妈妈感到有所支撑，帮助其维持自我控制。

宝石妈经验谈

生孩子没有想象那么可怕

生孩子这事儿，生理上的疼痛是有的，但我觉得克服心理上的恐惧更重要。我生老大的时候也很紧张，生老二的时候就觉得有谱多了，宫缩规律了才去医院，可能经过第一次的生产以后，宫颈口的扩张更容易了，我的整个生产过程进行得都很顺利。最主要的是，我没有像生第一胎的时候那么紧张，所以明显感觉不像第一次生的时候那么疼了。

临产的孕妈妈们千万别自己吓自己，否则只会加重疼痛感。还有一点我要提醒孕妈妈们，生产过程中一定要配合并相信你的医生或助产士，在他们的指挥下适当用力，这样能减少疼痛，并顺利生产。

顺产前的饮食

扫一扫，听音频

临产前要少食多餐

一般从规律性宫缩开始到正式分娩要经历 12 小时以上，而这期间会消耗大量的体能，孕妈妈需要持续不断地补充热量才能有足够的体力生产。这时可以少食多餐，一天安排 4~5 餐，可以勤吃，但不要吃得过饱，否则容易引起腹胀、消化不良，影响生产。

生产过程中吃什么能提高产力

生产是非常消耗体力的，但是孕妈妈胃肠分泌消化液的能力降低，蠕动功能减弱，要选择清淡、容易消化、高糖分的饮食为好，比如烂面条、牛奶、蛋糕、面包等都可以，不要吃不易消化的高脂肪、高蛋白质食物。

分娩时，孕妈妈还可以吃些巧克力，每 100 克巧克力含碳水化合物 55~66 克，能够迅速供能。

如果实在吃不下要告诉医生

个别孕妈妈在生产时会非常没食欲，什么也吃不下，这种情况一定要告诉医生，医生会根据孕妈妈的情况输葡萄糖、生理盐水或其他药物，以补充营养，提供热量。如果不及时补充热量，产妇就会体力不足，导致分娩困难，延长分娩时间，甚至出现难产。

宝石妈经验谈

帮助生产的小偏方

我生产的时候，婆婆给我熬了点汤喝，我觉得效果还挺好的。就是用羊肉 300 克，切小块后焯水备用，然后把焯后的羊肉和红枣 100 克、黄芪 15 克、当归 15 克加水一起熬煮 1 小时左右，滤出汤加点红糖喝。不知道是心理作用还是真的有效，反正我喝了以后觉得生的时候还挺有劲的。

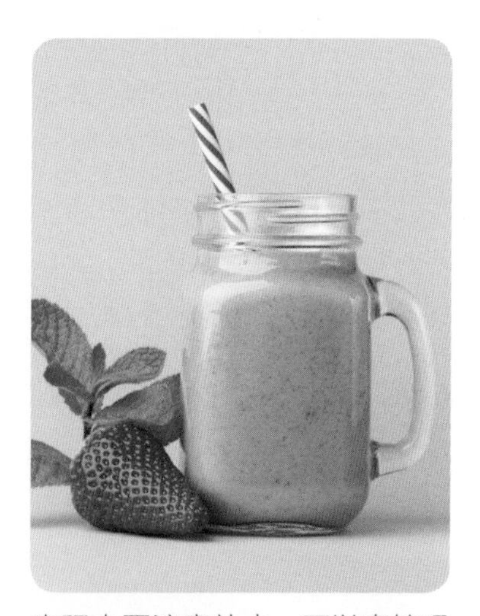

产程中要注意补水，可以直接喝水，也可以喝点牛奶、蜂蜜水、果汁等补充体力

剖宫产前的饮食

扫一扫，听音频

手术前12小时禁食

一般情况下，剖宫产手术前12小时内孕妈妈不要再进食了。如果进食，一方面容易引起肠道充盈及胀气，影响整个手术的进程，还有可能会误伤肠道；另一方面，产妇剖宫产后，失血比自然分娩要多，身体会很虚弱，发生感染的机会大，有些产妇还会因此出现肠胀气等不适感，延长排气时间，对产后身体恢复不利。

手术前6小时不宜再喝水

手术前6小时不宜再喝水，因为手术前需要麻醉，麻醉剂对消化系统有影响，可能会引起恶心、呕吐，禁水可以减少这些反应，避免呕吐物进入气管引发危险。

剖宫产前不宜滥服滋补品

很多人认为剖宫产出血较多，在进行剖宫产手术前吃一些西洋参、人参等补品增强体力。其实这非常不科学，参类补品中含有人参皂苷，有强心、兴奋的作用，服用后会使人大脑兴奋，反而有可能影响手术的顺利进行。此外，服用人参后，容易使伤口渗血时间延长，对身体恢复也不利。

剖宫产前饮食要清淡

手术前的饮食以清淡为宜，辣椒、姜、蒜等辛辣刺激性食物会增加伤口分泌物，影响伤口愈合，而肥腻食物同样不利于术后的恢复。因此，手术前孕妈妈适宜吃一些清淡的粥、小菜等。

少吃易产气的食物

剖宫产孕妈妈尽量少吃产气的食物，如黄豆、豆浆、红薯等，因为这些食物会在肠道内发酵，产生大量气体导致腹胀，不利于手术的进行。可以适当吃些馄饨、肉丝面、鱼等，但也不能多吃。

马大夫有话说

剖宫产的时间选择

无论是哪种原因导致的剖宫产，最佳的手术时间都为39～40周，此时终止妊娠胎宝宝发育最成熟，出生后发生问题的可能性最低。如果孕妈妈患有先兆子痫、胎儿存在胎心异常等紧急情况，需要根据情况决定手术时间。剖宫产手术不需要等待宫缩发动，否则会由于时间太匆忙而增加手术合并症发生的概率。

孕妈妈营养美食

牛肉滑蛋粥

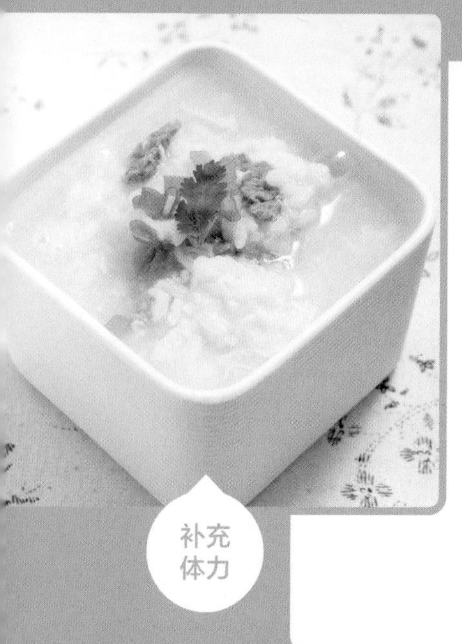

补充体力

材料 牛里脊肉50克，大米100克，鸡蛋1个。

调料 姜末、葱末、香菜末各5克，盐2克。

做法

❶ 牛里脊肉洗净，切片，加盐腌30分钟；大米淘洗干净，用水浸泡30分钟。

❷ 锅置火上，加适量清水煮开，放入大米煮至将熟，将牛里脊肉片下锅煮至变色，将鸡蛋打入锅中搅拌，粥熟后加盐、葱末、姜末、香菜末即可。

功效 这道粥可为产妇提供优质蛋白质，而且软烂易消化，能帮助增加体力，促进分娩顺利进行。

什锦面片汤

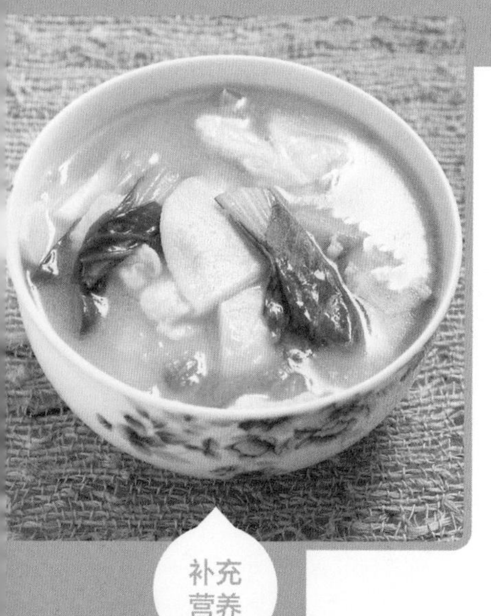

补充营养

材料 饺子皮200克，小油菜80克，鸡蛋、番茄各1个，土豆半个。

调料 盐3克，白糖2克。

做法

❶ 番茄洗净，去皮，切片；土豆洗净，去皮，切片；鸡蛋打散；油菜洗净；饺子皮切成四片。

❷ 锅内油热后先炒鸡蛋，炒散后放入土豆片、番茄片煸炒匀。

❸ 淋入开水，大火煮开，放入面片，调中火。直到面片煮熟后，再放入小油菜，调入盐、白糖搅匀，关火。

功效 煮得软烂的面片汤易消化吸收，能为产妇提供碳水化合物，加入了油菜、番茄等可提供维生素，补充营养。

牛肉拉面

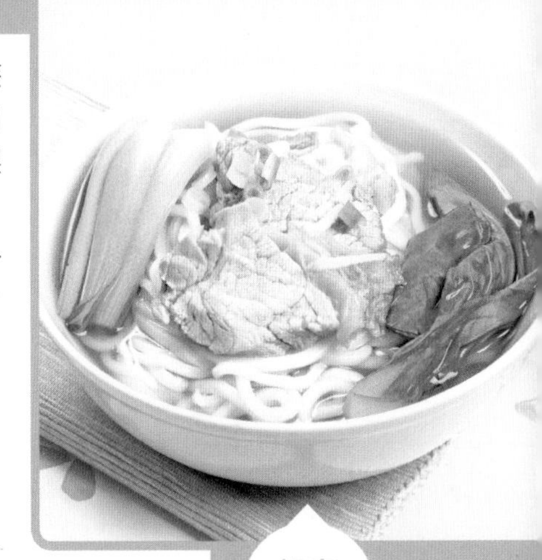

材料 拉面100克，熟牛肉片80克，青菜120克。

调料 牛肉清汤适量，盐2克，葱花、姜丝各6克。

做法

1. 锅置火上，倒入清水，烧开后下入拉面，煮6分钟至熟，捞出装碗，上面放上熟牛肉片；将青菜焯烫后摆在碗边。
2. 牛肉清汤烧沸，加入盐、葱花、姜丝略煮，浇在面碗内即可。

功效 清淡的牛肉面能为产妇补充热量，提高产力和耐力，促进分娩。

鸡肉虾仁馄饨

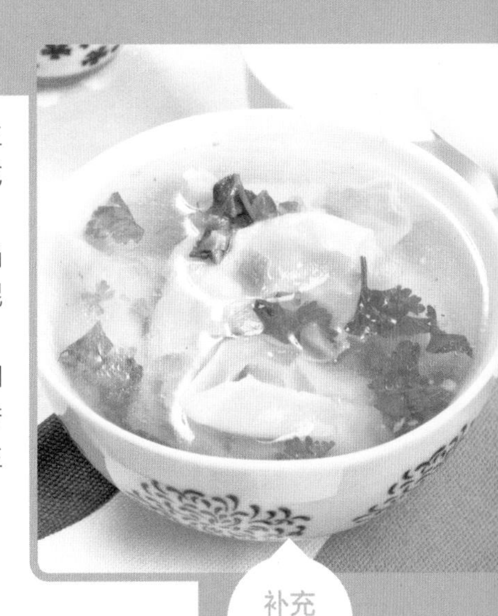

材料 馄饨皮200克，鸡胸肉100克，虾仁50克。

调料 香菜末、榨菜末、葱末、姜末各10克，生抽5克，香油、盐各少许。

做法

1. 鸡胸肉洗净，剁成泥；虾仁洗净，切丁；鸡肉泥中加虾仁丁、盐、葱末、姜末、生抽、香油调匀，制成馅料。
2. 取馄饨皮，包入馅料，制成鸡肉虾仁馄饨生坯。
3. 锅中加清水烧开，加香菜末、榨菜末、香油调味，下入馄饨生坯煮熟即可。

功效 这款鸡肉虾仁馄饨清淡易消化，还能为产妇补充热量，适合产前食用。

安全运动：帮助顺产的产前运动

扫一扫，听音频

运动准则

1. 在保证安全的前提下，做做产前运动可以促进胎头下降，有助分娩。
2. 宫缩期间，只要没有破水，在医生的许可下做做运动还能分散注意力，减轻痛感。

转球蹲功

1. 坐在球上，小腿垂直于地面，大腿与地面平行。

2. 将骨盆内侧打开，尾骨内收，轻轻浮坐在球上。

3. 深吸气，吐气时以顺时针方向转动骨盆，自然呼吸，转动5~10次以后换成逆时针方向转动。做5组。

推球大步走

1. 吸气，弓步，双手举球，向上伸展。

2. 吐气，挺胸，双手放球下落在大腿上。连续做5次，一共做3组。可以打开骨盆，减少盆底肌下坠感。

赏画胎教：放松心情，缓解分娩恐惧

扫一扫，听音频

欣赏名画：《向日葵》

今天，孕妈妈来欣赏下梵·高的代表作《向日葵》吧！梵·高的《向日葵》是由绚丽的黄色色系组合而成，那浓烈的黄色调是光明和希望的象征。画中，每朵花如燃烧的火焰一般，细碎的花瓣和葵叶如同火苗一样布满画面，让整幅画犹如燃遍画布的火焰，显现出画家的生命激情。孕妈妈快来试着感受作品带来的光明和希望吧！

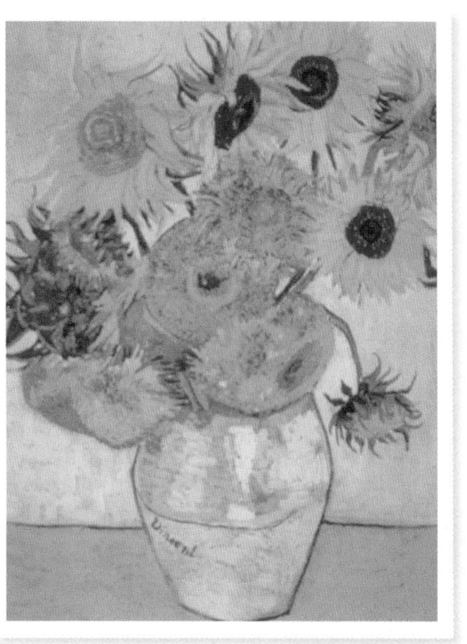

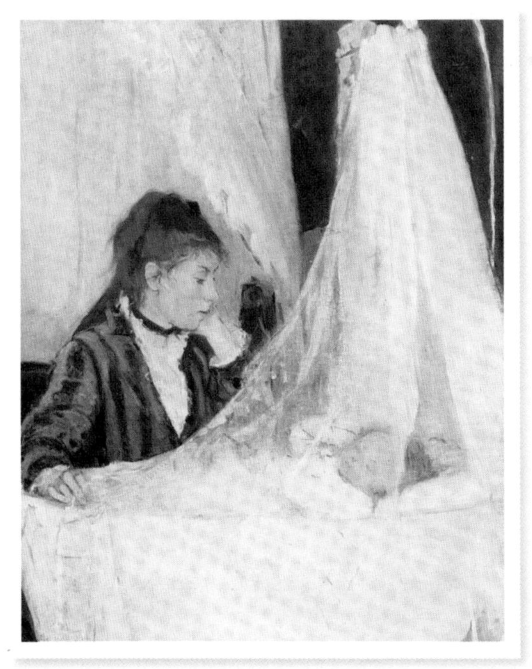

欣赏名画：《摇篮》

纱帐中，熟睡的宝宝纯洁安静，母亲手抚摇篮，温情凝视。温馨的母子之情从画面上弥漫开来，相信孕妈妈对此会有更深切的共鸣。看着贝尔特·莫里索的这幅画，你是不是觉得对肚子里小宝贝的爱意更加浓厚了呢？

专题

马大夫问诊室

扫一扫，听音频

预产期都过了还不生怎么办？

马大夫答：预产期是指孕 40 周，临床上在孕 38~42 周生产都属于正常妊娠范围，达到或超过 42 周为过期妊娠。过期妊娠易发生胎儿窘迫，羊水减少，分娩困难及产伤，甚至引起胎儿死亡，故应引起重视。

如果临近预产期还没有动静，孕妈妈就要加强运动，促使胎儿入盆。如果预产期过了就要到医院就诊，医生会根据情况采用 B 超检查和药物催生等方法。

阵痛开始以后，总有想排便的感觉怎么办？

马大夫答：当宫颈口大开、马上要分娩的时候，就会有种想大便的感觉，这是胎宝宝刺激直肠而产生的感觉。如果你不能判断情况，那么每次有了便意都要告诉医生，或者在他人陪护下如厕，不要擅自去厕所，以避免发生危急情况。

剖宫产更有利于保持身材吗？

马大夫答：有的孕妈妈以为顺产的时候骨盆完全打开，以后想恢复身材就非常困难了，而剖宫产虽然挨了一刀，却不会让身材走样。其实这种想法是不科学的。因为骨盆的张开和扩大是在孕期就发生的，并不是生产那一刻才发生，而且相比而言，顺产妈妈更早下床活动，更有利于产后恢复。

分娩时来不及进医院怎么办？

马大夫答：对于生产这件事，尽量不要打无准备之战，但是一旦出现意外，比如急产，来不及去医院，要先打电话给 120，说明情况，请求派医护人员到家里协助分娩。如果医护人员还没到就已经把孩子生出来了，注意不要自行剪断脐带。因为如果剪脐带的剪刀消毒不彻底，很容易造成细菌感染。